# 子どもの病気は未然に防ぐ

## 今からできる！食と習慣

葉子クリニック 院長
内山葉子

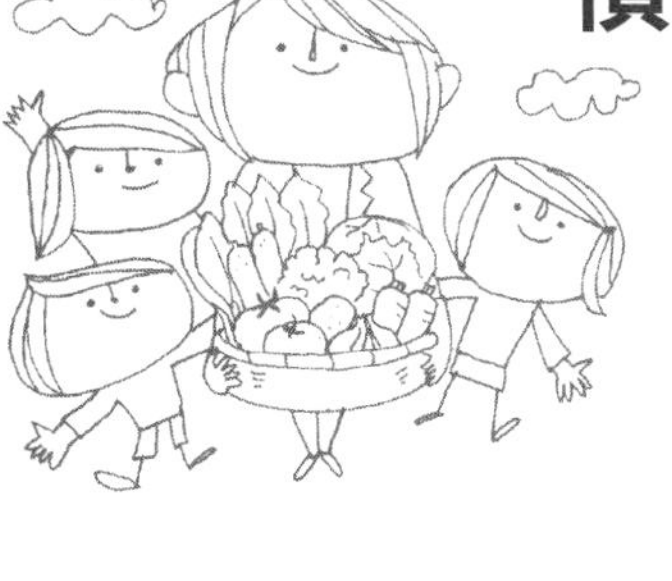

# はじめに

衛生状態が改善され、抗生物質が開発される以前は、子どもが大人に成長するということは大変な時代でした。かつては出産やけが、疫病から命を落とすことも、まれではなかったのです。

では、衛生状態も改善し、消毒された水、整備された下水道、除菌済みの公共施設、けがをしないように設計してある道路や公園が与えられ、風邪をひけば健康保険で病院にかかることができ、薬が処方される今の子どもたちは、本当に健康になったのでしょうか。

確かに、成人するまでにけがや感染症で命を落とす子どもたちの割合は減りました。しかし、今は半数以上の子に何らかのアレルギー性疾患（鼻炎や喘息、アトピー性皮膚炎など）があり、発達障害（自閉症スペクトラム、ＡＤＨＤなど）が急増しています。眼鏡をかけている小学生、簡単に骨折する子ども、慢性的な疲労を感じて不登校になる子や、まっすぐ立てない（側弯症）・生理痛の激しい女の子、イライラ・きれやすい・頭痛持ち・体力がなく、やる気や気力のない子たちが増えているのです。

円形脱毛や不眠、精神的な症状（不安感や抑うつ）、悪性疾患（小児がんなど）の増加、過敏性腸症候群など、慢性的でなかなか改善しない疾患が蔓延しています。

　では、子どもだけが病に侵されているかというと、大人にもがん、糖尿病、精神疾患、花粉症をはじめとするアレルギー疾患、卵巣嚢腫・子宮筋腫や前立腺肥大などの生殖器疾患、パーキンソン病や認知症などの脳神経疾患、疲労や疼痛、過敏性腸症候群や潰瘍性大腸炎など慢性疾患（経過が長く、治療法も確立されたものがなく改善が難しい病気）が増えています。

　そして、２０２０年は、世界中の人たちの生活を一変することになったＣＯＶＩＤ19感染症を目の当たりにして、健康のことを考えない人はいなかったのではないでしょうか。

　学校は休校になりオンライン授業が始まり、出かけるときには常にマスクをつけ、友達の家に行き来できず、行事は中止や縮小化を余儀なくされました。

「子どもを守りたい！」そう思わない親はいないと思います。

　それは、感染症が蔓延しているからだけではありません。人間関係をつくる大事な時期、たくさんの思い出をつくるとき、勉強をして知識を増やす期間に多くの障害があることは、親にとっても本当につらいですよね。このままでは将来どうなるのか、心配になると思います。

　子どもたちが元気いっぱいになってほしいのはもちろん、大人になったときにも健康で仕事ができ、楽しい家族をつくり幸せでいてほしい、親としては常にこのように思っているのではないでしょうか。

どうしたら無事に子どもを産み、丈夫で健康に育てることができるのでしょうか。大人になって自立でき、「一生病気に強い体質をつくる」には、どうしたらいいのでしょう。

私は、今子育てに不安を抱えていたり、子どもの将来を心配していたり、できれば子どもには感染症や病気に強い体を持ち、心置きなく社会生活が営めるようになってほしいと願っている方たちへのヒントになれば良いと思い筆をとりました。

状況の変化に強い体と心（レジリエンス）を持ち、新しい技術（電化製品やデジタル機器）を活用しつつそれらの体への良くない影響を軽減できるような力、また化学物質などがどんどん開発される中での対応力をつけるために、妊娠中どのようにすごし、出産後どう育て、どんな食事がいいのかをお伝えしていきたいと思います。

私たちは地球、その中の日本という国に住んでいます。

重力やその土地、水や空気、気候の変化に順応していく必要があります。

民族の違いによって遺伝子情報の違いがあるということは、すでに多くの方がご存じだと思います。

インフルエンザや風邪のウイルスが冬になると増加するのは、寒さや乾燥がもたらす自然な現象です。

　春の温度差や雨、梅雨、蒸し暑い夏、台風、急に乾燥する秋、朝・晩の温度差、日照時間が減る冬、これらに体と心は対応しないといけないのです。

　また、これら気候の変化によってもたらされる恵みも多くあるのです。

　私たち人間は、人間だけで生きているのではありません。多くの微生物など他の生物とともに共存しています。

　つまり「病気に強い体をつくる」ということは、自然の中に古くからあった知恵を学び、現代科学の知見も活用しつつ、恩恵を得るということではないでしょうか。

　ここに書かれていることが、一人でも多くの方の安心と学びにつながったらとてもうれしく思います。

目次

# 序章

# 子どもの病気は増えている

２０２０年、国立成育医療研究センターが9歳の子どもたちにアレルギー検査を実施し、4人に３人の割合で陽性反応が出たと報告しました。この数字に驚かない方はいないのではないでしょうか。

50年前には、アレルギー性鼻炎、花粉症などという病名があまり知られていなかったということもありますが、実際に花粉の時季に水ばなやくしゃみがとまらない子は、それほどいませんでした。

一方で青ばな（黄色の鼻水）を垂らしている子たち（副鼻腔炎や細菌性の感染）を見る機会が多かったと思います。

アレルギー性鼻炎は、年を重ねるごとに増える傾向にあります。９歳では5歳の時点の発症者数の３倍になり、３人に一人は鼻炎（アレルギータイプ）があるのです。

２０１２年の文部科学省の調査で、普通級に通う６・５％の子が発達障害と報告されました。特別支援級などは除外されています。

10年前の浜松医科大学の研究調査では、この特別支援級の生徒数も10年前と比べると2倍以上に増え、通級指導教室を合わせると10倍以上に増えているとのことです。

アメリカで２０１６年に行われた調査によると、40人に１人が自閉症スペクトラムであると診断されています。２０１４年は68人に１人、２０１０年は１１０人に１人、

1995年は500人に1人、1985年は2500人に1人、1975年は5000人に1人だったのです。この傾向は日本でも同じです。

2019年の学校検診調査では、整形外科へ受診を勧められた子の8割が側弯症の疑いでした。近眼の子どもが増え、小学生の眼鏡使用率と高校でのコンタクトレンズ装着率が上昇しています。また不登校も急増していますが、2020年では体のだるさを訴え、学校に行けない子の増加が目立ちました。腹痛・下痢を訴える過敏性腸症候群、円形脱毛症を発症する子、不眠やイライラ、頭痛、抑うつを示す子どもも増えています。

そのほか、初潮の低年齢化もめだってきました。小学生で初潮を迎える子や、生理痛を訴える女子が多いのです。

また、がん発症の低年齢化、ちょっと転んだだけで骨折する、急な変化に対応できない、簡単に風邪をひく、体力のない子どもなどが増えています。

そのまま学校を不登校になって、引きこもりになったり、仕事が続かずにいつまでも親から養ってもらうようになることもあります。

大人の発達障害と診断されるケースも、近年増えてきました。これが本当に正しい診断名かは別として、会社でのストレスに適応できない、仕事が覚えられない、自分で考えられない、かたづけられないなどの問題を持ったり、慢性疲労や慢性疼痛で社会生活が送れなくなったり、うつ病や不安障害で薬を処方されたりする若者が増えているのです。

がん、糖尿病患者が増え、慢性腎臓病・心疾患を発症する人が多く、パーキンソン病やアルツハイマー病などの難治性慢性疾患も増加しています。

２０２０年に世界的パンデミックといわれたＣＯＶＩＤ19感染症で重症化する危険因子は、糖尿病と高血圧だと指摘されました。

なぜこのように慢性的で、なかなか良くならない病気が増えているのでしょうか。

救急医療が発展し、事故、けが、ひどいやけどや心筋梗塞で「もうダメだ」という状態でも命をとりとめることができるようになってきましたし、抗生剤の開発により細菌性の肺炎や感染症で亡くなる方も減りました。上下水道の整備によって疫病も激減。住宅を改良することで、凍えるような寒さを経験することも少ない環境です。どうして不調を抱える人が多いのでしょうか。

本当の健康とは何でしょう。もちろん、不調なく、元気によく働くことができ、よく食べ、眠れて、幸せと思える毎日を送れることですよね。

そのような方が何人いるでしょうか。このような人が一人でも増えてほしいと願ってやみませんが、慢性疾患、風邪の引きやすさも含めて、私がクリニックで診る大人の不調をかかえる方たちのほとんどは、子どものときからの状態に原因があることを毎日の臨床で感じています。

慢性疾患を抱えている方のほとんどは歯の治療痕（虫歯になったことがある）があります。また幼少期から抗生剤を繰り返し使用されていたり、小児喘息があったり、アトピー性皮膚炎を持っている方が多いのです。

若いときから便秘だった、視力が悪かった、無理をして睡眠をあまりとらなかったなどが、大人になったときの健康状態に影響している可能性があります。お母さんのお腹の状態、産まれた時の状況、家などの住環境を含めて、生を受けてからどのように過ごしてきたかが慢性疾患に大きく関わります。

そして、これらを見直し、生活改善をしてもらうことで「冬になると何度も風邪を引いていたのに全く引かなくなった」「痛み止めを飲まないと耐えられなかった頭痛が良くなった」「気力がなかったのに、いろいろなことをする気力が出た」「薬を飲むしかなく、飲んでも改善しない症状が、薬なしで改善してきた」などと言ってもらうことがあるのです。

このような経過を見せてもらうことはうれしいことですが、私は症状を改善してもらう、治療をしていくよりも、「まず病気にならないでほしい」と強く言いたいのです。

病気になりにくい体と心をつくることが何よりも大切です。

そのためには、まず知ることだと思います。どういう状態であることが病気の子どもをつくりやすく、また将来の病気や不調の原因となるのかということを知っていただきたいのです。そして、知ることで少しでも避けることができ、普段から気をつけることで早く異変に気づくことができ、未病の段階で手を打てるのです。

未病の段階だと、介入すればすぐに良くなります。

重症になってしまったら、いくら手を貸しても少しの改善だけで、完全に良くなるのは難しかったり、時間やお金がすごくかかったりします。

「病気に強い体質をつくる」ことが何よりも大事なのではないでしょうか。

これからお子さんを持ちたい方、小さいお子さんがいる方、将来のあるお子さんのいる方はぜひ学んでください。病気知らずで、タフな精神と体力をもち、社会に適応し、家族を持ち、子を育て、未来を担える、みんなでそんな子どもたちを育てていけたら素敵だと思いませんか。

それでは、これからまず知っていただきたいこと、そして具体的にどのようにやっていったらいいかを書いていきたいと思います。

# 第1章

# 病気になりやすいかどうかは、生まれる前から決まっている!?

## お母さんのお腹の中では何億年分もの進化を10か月で行う

妊娠中の異常は子どもに大きく影響します。

受精卵が妊娠して胎児となり、生まれてくるまでの十月十日、この一年足らずに凄まじい成長をとげます。

受精後32日目の胎児を正面から見ると、まるで魚のような顔をしています。そして34日目には蛙のような両生類に似た顔になり、手は水かきのようになります。36日目には爬虫類のような顔に、38日目にはのどができ、40日目でようやく人間らしい顔立ちになります。そして、急速に臓器が発達し、進化していくのです。

わずか300日のお母さんのお腹の中で、地球上の数億年分の進化をとげています。

そして、綿密にどの時期にどの臓器が形成され、発達し、成長していくかが決定づけられているのです。

「妊娠中は薬を飲まないように」「この食べ物が頭の良い子を育てるよ」とか、商品表示にも「妊娠中は摂らないように」など妊娠中のお母さんへの注意喚起が明記されている薬や健康食品が多数あるのも納得できます。

## 胎児の発育過程

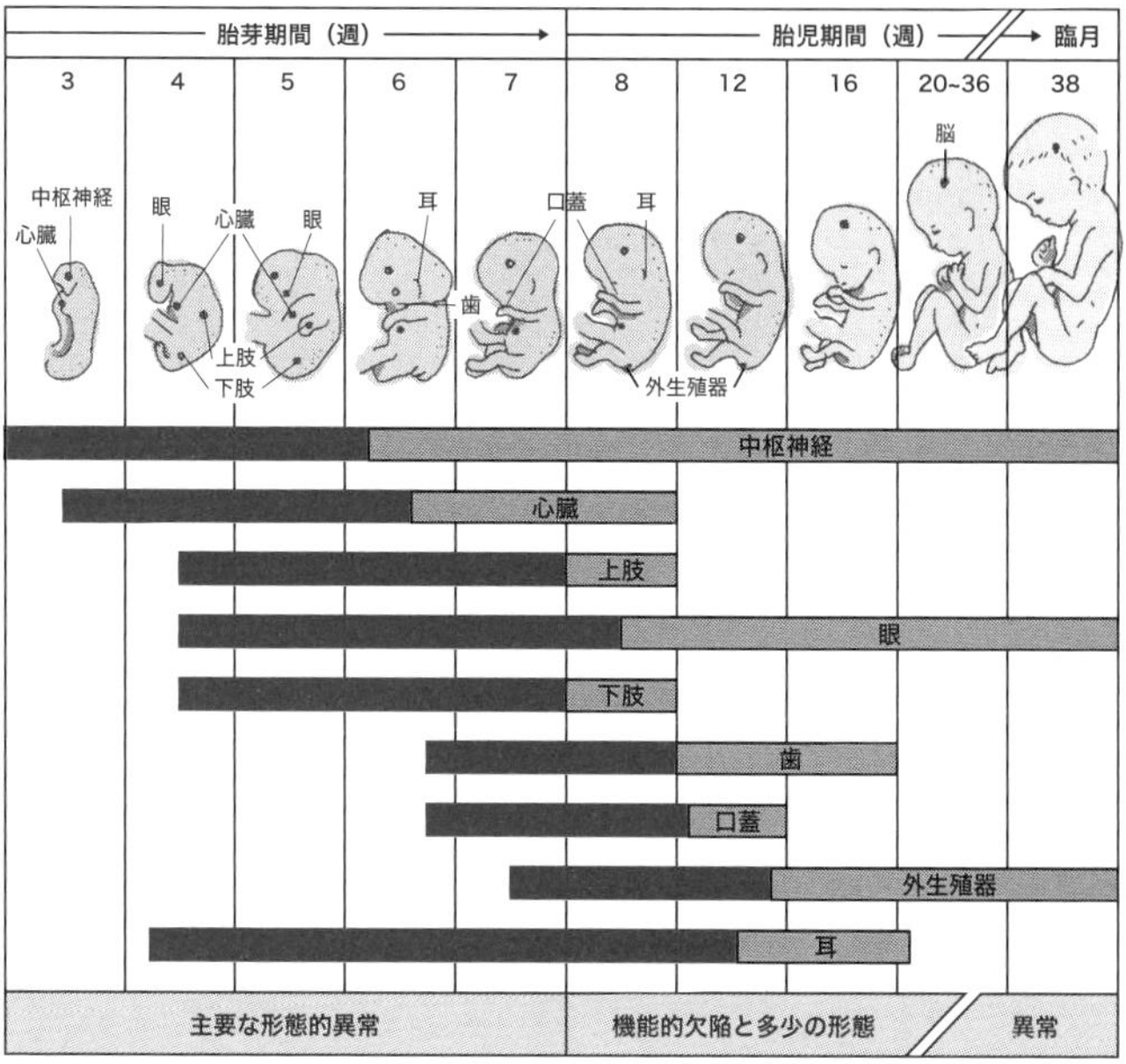
胎芽期間（週）
胎児期間（週）
臨月
3
4
5
6
7
8
12
16
20~36
38
中枢神経
心臓
眼
心臓
眼
上肢
下肢
耳
歯
口蓋
耳
外生殖器
脳
中枢神経
心臓
上肢
眼
下肢
歯
口蓋
外生殖器
耳
主要な形態的異常
機能的欠陥と多少の形態
異常

今までは比較的生後間もない子への影響、たとえば奇形や障害を懸念しての注意が主でしたが、昨今は妊娠中の母親の状態が子どもの将来のさまざまな病気に大きく関係があるということが次々にわかってきています。

先ほどの成長過程をみれば当たり前のことですが、私たち人間は、つい目先の問題ばかりに目がいきます。

たとえば、耳の形成時期になんらかのトラブルがあれば難聴になるかもしれない、眼の形成時期にトラブルがあれば視力を失って生まれてくるかもしれない、手や足の指の成長など目で見てわかる異常、すぐに気づく異常については心配します。

もちろんその異常も心配ですし、五体満足で生まれてほしいと願うのは、どの親や身内も同じでしょう。

でも、お母さんの栄養状態や炎症の状態が、将来子どもの高血圧や糖尿病、肥満や心臓病へのなりやすさを左右するという、潜在的な影響もあります。わかっていたようでしっかり認識していなかった事実が、最近は次々と報告されています。

栄養といってもカロリーの問題だけではありません。

微量なビタミンやミネラル、食物繊維、脂肪酸など、炭水化物、脂質、タンパク質以外のさまざまな栄養素も重要なのです。

私たちの体は、一つの物質から他の物質をつくり出したり、出てきた老廃物を排泄したり、再生させたり、増幅させたり、修復したり多くの過程を経て成長し、年齢を重ねます。胎児であれば、ものすごいスピードで重要な臓器がつくられているのでなおさらです。

これらは「代謝」という過程で行われるのです。

そのため原材料となる水、タンパク質、脂肪酸にエネルギーとなる糖質に加えて、代謝をつかさどる酵素を働かせなければなりません。酵素の原材料はアミノ酸ですが、それを酵素の働きをする形に保つミネラルや活性を高めるビタミン類が必要となります。また、これら酵素の働きを阻害する有害物質を体に入れないことも重要です。老廃物などを排泄させるのも酵素の働きであり、肝臓や腎臓、リンパなどの各臓器の働きにも酵素が関与しているのです。

活発な代謝はどんな人でも必要ですが、特に妊婦さんにとってはとても重要なのはおわかりいただけると思います。

## DOHaD仮説



高血圧には塩分制限をすべきということをよく聞きますが、本当なのでしょうか。実は、すべての高血圧の方が塩分制限をして血圧が下がるわけではないのです。塩分で反応をする高血圧を、食塩感受性高血圧といいます。

日本人では、遺伝子的にこの食塩感受性を持つ人は、20％しかいないことがわかっています。30％程度の人は、遺伝子を持っていなくても他の要因で食塩を摂ると血圧が上がる可能性があり、残りの半分の方は食塩を制限しても摂っても血圧に全く影響がないのです。

ただ、この食塩感受性は遺伝子がなくても持っていたり、年をとると増えます。また、お母さんのお腹の中で低栄養状態であった場合、生まれつき食塩感受性を持つことがわかっているのです。

1980年代から90年代にかけて、低体重で生まれてきた子どもは、成人期に糖尿病や高血圧などを発症しやすい、という調査がいくつか報告されました。たとえば、第二次世界大戦中のオランダに飢餓がありました。そのときの低栄養にさらされた母親から生まれた子どもは、成長して肥満・高血圧・糖尿病にかかった人が多かったというのです。

これを受けて、胎内で低栄養にさらされると環境に適合しようと体質を変え、エネルギーをため込みやすくなるのではという仮説が唱えられました。ただ、これだけでは低体重でない場合や他の栄養以外の説明ができないので、２００６年にGluckmanとHansonによって、「Developmental Origins of Health and Disease（DOHaD）：健康と病気の原因は発達期が影響する」言い換えれば、「**将来の健康や特定の病気へのかかりやすさは、胎児期や生後間もない時期の環境の影響を強く受けて決定される**」という仮説が提唱されたのです。

発達期にある子どもは、周りの環境の変化に適応するために可塑性（developmental plasticity）をもちます。可塑性とは、外からの何らかの力で機能や構造が変化して、それが定着すること（プラスティックのように熱や圧で形を変え、一度変えてもまた変化が可能）なのですが、実際には子どもだけでなく大人にも見受けられます。ただ、圧倒的に発達期においてこの可塑性がさかんです。そして、この可塑性が、ある程度発達し終えた時期、つまり大人になったときの環境と適合すれば健康であるということだし、適合しなければさまざまな疾患のもととなります。

良い変化でも悪い変化でも、この「可塑性をもたらす」のは、胎児期や発達のさかんな時期などに起こりやすくなります。このような感受性の高いときに、悪い方向に可塑性をもたらす引き金となるのは、栄養が足りなかったり、有害物質や強いストレスなどにさらされることです。これらの可塑性は病気を引き起こしたり、症状を悪化させたりします。

遺伝子自体の変化は起こらないのですが、その引き金があることによって遺伝子がどう表現するかのエピジェネティクス変化なのです。しかもこの変化はおおよそ三世代にわたり連鎖すると考えられています。

このエピジェネティクス変化による影響は、生まれてすぐに出現するとは限らず、遺伝子を介して環境への対処が必要になった場合、たとえば、成人期になって運動不足なうえ、過剰な食事摂取をしたときなどに出現してくるのです。

このように「病気のなりやすさ」は、決してすべてが運命のように定まっているわけではなく、環境が良ければ出現しない場合もあるのです。

年齢を重ねていく過程で生活が乱れると、発症してしまうこともあるということです。いくら無茶苦茶な生活をしていても、塩分を摂りすぎていても全く病気をしない人と、それほど無茶苦茶な食事も生活もしていないのに病気になってしまう人がいるのは、「病気のなりやすさ」の違いです。

この「病気になりやすさ」は、お母さんのお腹の中の環境がどうだったかが大きく影響しているのです。

## お母さん（卵子）お父さん（精子）は質を良く

ここまでは、お母さんのお腹の中の状態が、子どもの将来の健康を左右するという話をしてきました。

受精前のお母さんからの卵子、お父さんからの精子の状態というのも、言うまでもなく大事です。

そもそも妊娠のしやすさの大きな要因は、親の年齢といえます。

人は、30歳を超えると体中の活性酸素に対抗する抗酸化の酵素の量がぐんと減ります。

さらに、年齢を重ねると解毒の力も弱まり、今までの年齢で蓄積した有害物質が体内にたまります。発がん、高血圧、心臓病、認知症、糖尿病など多くの病気のなりやすさに関わる大きな要因の一つは加齢です。

しかし、生活を見直し健康的な食生活を送ると、妊娠できなかった人が妊娠できたりすることがあります。外からの活性酸素の量によって、卵子や精子の状態や受精率、子宮への定着のしやすさは変わるのです。

つまり、受精卵の質は、妊娠前からの母親と父親の健康状態から大きな影響を受けるということです。

男性の精子と子どもの病気や不妊との関係があることがわかっています。

精子は低体温・低酸素で活性があがります。酸化ストレスにとても弱く、栄養では亜鉛が大変重要だとされています。特に数と動きが大事ですが、実はこの「動き」はお互いに助け合うそうです。ですから数が少ないとさらに動きは悪くなるのです。

食、生活環境、栄養状態は妊娠前からが大切なので、結婚したて、結婚前の方々も次の世代に向けて体を整える必要があります。

ある先住民族は妊娠がきまった若い男女には半年ほど隔離生活をさせ、節制した生活をさせるそうです。良い卵子と精子をつくるためなのです。

**子どもをつくる前から体を整える必要があります。**

# 第2章

# 妊娠中に気をつけること

# 食事を見直す



母親が良い食事をしていれば胎児にも良い影響を与えます。母親が悪い食事をしていれば、その影響は胎児にも及びます。

健やかな赤ちゃんを産み、子どもが健やかに育っていくためにも、妊娠中の食事はとても重要です。そのため、妊娠中の方に知ってほしいことを説明します。

まず、どんなに良い栄養、どんなに良い食事を摂っても、やはり、お母さんの腸が健全でなければ、栄養を消化・吸収することも代謝することもできません。

**健全な腸をつくることが最も大切**なのです。

夜更かし、タバコ、お酒の飲みすぎ、無駄な薬や質の悪いサプリメントの摂りすぎなどは、腸にとって良くないことばかりです。

腸が悪ければ、いい栄養は摂れませんから、必然的に胎児にもそれが影響してきます。「子育ては母体から育てていく」という意識をもたなくてはなりません。

次に、よく噛むことです。噛むという行為には三つのメリットがあります。

一つ目は、物理的に噛み砕くことで、胃腸での食べ物の消化の負担を減らし、吸収しやすくしてくれます。唾液のなかのアミラーゼの分泌を促します。それによって、炭水化物の分解が進み、消化しやすくなるのです。ご飯をゆっくり噛んでいると甘くなるのは、デンプンに変わるからです。

二つ目は、噛む刺激が脳に伝わり、「お腹がいっぱいですよ」というサインが満腹中枢に届き、食べすぎを防いでくれることによって、胃腸への負担（消化の負担と不消化物の蓄積）を減らしてくれます。

三つ目は、噛む刺激によって、脳内ヒスタミンが分泌されます。そのため幸せ感と満足感が出てきます。それによってリラックスでき、自律神経の働きが良くなり、胃腸の動きを活発にしてくれます。

一口30回以上噛むことが良いといわれていますが、なかなかできないと思います。おすすめは、口のなかにものが入っているうちは、箸をもった手を下ろすようにすることです。妊娠中は胎児、母体ともに体の変化が激しく、そのためには代謝酵素が必要不可欠です。胎児の分の栄養（糖質、アミノ酸、脂肪酸、酵素、ビタミン、ミネラル）が母体にきちんと吸収されるためには、十分な消化酵素が必要です。

そして、**腸上皮の状態を良好に保ち、腸内細菌叢を良い状態に保つためには、新鮮で栄養のある食物をよく噛み、食べた食物を栄養として吸収させることが大切**なのです。

良い腸内細菌叢をつくるためには、善玉菌が育ちやすい環境を保つほかに、発酵食品などで乳酸菌のような善玉菌を入れてあげることも必要でしょう。

妊娠中は時期によって、お腹の赤ちゃんに必要な栄養やエネルギー、お母さんのホルモンの状態が変わります。

そのため、栄養学的にいえば、初期の段階では小さい胎児には、エネルギーもさほど必要なく、特別な食事は必要ありません。つわりのときなどは、良いとわかっている食物を吐くこともあり、とにかく口に入れられるものがあれば入れるという基本姿勢でいたほうが無難でしょう。

母体に酵素の量が十分あると、つわりは軽くてすみます。また、つわりが終わる頃は赤ちゃんが成長するときなので、適度なエネルギーとミネラル、ビタミン、そして酵素が必要になります。

お母さんの腸内環境が悪い状態だと、血液中に簡単に異物や細菌、アレルゲンを通すので、それが胎盤を通して胎児に伝わります。不消化物（きちんと消化しきれていない食物）や母体内に悪い物質があると、体内ストレスとなり、母体からたくさんのサイトカイン（炎症などを引き起こす生理活性物質）といわれる物質や、アレルギーに反応する物質が入ってきます。善玉菌の少ない腸内環境では、それらがどんどん悪循環となっていくのです。

したがって、妊娠しているお母さんは、エネルギーの過多を防ぎ、酵素をふんだんに含んだもの、また補因子であるビタミンやミネラルを豊富に含んだ低GＩ※・低糖化食※中心の炭水化物、質とバランスの良いアミノ酸（タンパク質）、質の良い、酸化していない脂質などを積極的に摂るべきです。

ファストフードやファミリーレストランの料理、コンビニ食品などには、加工品や煮野菜を使っていることが多く、ミネラルが完全に不足しています。

また、これら加工品などをはじめとして出来合いのものは、砂糖を多く含んでいたり、加工塩や保存料などの添加物が多かったりします。

それに加え、小麦製品や乳製品などは、炎症を引き起こしやすい食べ物です。母体の炎症は子どもに影響するので、こうした食事を摂っていると、精神疾患や発達障害の子どもが生まれやすいこともわかっています。

魚介類は、栄養バランスの良い食事に欠かせないものです。

しかし、重金属やダイオキシンに注意しなくてはいけません。重金属は神経障害の原因となるものですし、酵素の働きを阻害するので、胎児の成長にはこれら有害物質を避ける必要があります。

厚生労働省が出している「妊婦が注意すべき魚介類の種類とその摂食量（筋肉）の目安」

を参考にしてみてください。胎児の保護を第一に考え、魚介類の調査結果などからつくられたものです。大型の魚（鮪や鯨など）の摂りすぎを避け、週1回程度にし、小型から中型の魚中心に摂るよう推奨しています。

また、ひじきは、妊婦が鉄分などを補うのには良い食材ですが、ヒ素が多く含まれていますので月に一回程度にして、摂るのであれば、乾燥ひじきをおすすめします。乾燥ひじきではヒ素がかなり減っているからです。

※GI：グリセミックインデックスのこと。糖の吸収度合いを示します。高GI食品は急激に血糖を上げるので、あまり摂りすぎないほうがいい食品となります。

※糖化：糖が酵素の働きなしにタンパク質や脂質などと結合すること。糖化した物質は、糖尿病、心臓病、アルツハイマー病、癌、老化などに関係するといわれています。低糖化食とは、高温で揚げていない、砂糖などを多く含んで調理していない食品のことです。

## デジタル環境を見直す

お腹の中の赤ちゃんにとっては、母親の状態が環境になります。有害物質の食からの取り込みやＰＭ２.５やダイオキシン、後述するカビ毒なども問題となってきますが、ここでデジタル毒について話をしたいと思います。

デジタル毒とは、デジタル機器がもたらす有害な影響のことで、静電気やブルーライト、低周波・高周波の電磁波のノイズなどがあげられます。

私たち人間は、微弱な電気や磁場で生きています。細胞分裂や脳の信号を送ること、筋肉の収縮、心臓の拍動などは、すべて電気の流れから行われます。人工的なデジタル機器が発生するデジタル毒は、これらに影響するのです。

一方、自然な電磁波である太陽は、強すぎると問題ですが、私たちにとって有益な熱や信号を与え、皮膚からビタミンＤをつくったり、エネルギーをつくったり、体内リズムを整えてくれたりします。すべての電磁波が悪いわけではなく、人工的なデジタル毒が問題なのです。

今オール電化の家が増え、壁中に配電線が張り巡らされ、各家庭にあるＷｉＦｉのルーターは常に電波を受け取り、一人一人がスマートフォンなどの携帯電話を持ち、私たちは大量のデータ（映像、テキスト、音楽など）を短時間で送り合えるほどのデジタル機器に囲まれています。驚くスピードで成長している胎児にとって、影響がないはずはありません。IH調理器は、胎児を抱えているお腹の真ん前で調理をすることになるのです。

私は慢性疾患の患者さんを診ていますが、オール電化の家に引っ越しをして体調が悪くなった主婦や子どもをたくさん知っています。

一方、デジタル毒対策をして、すごく体調が良くなる方も見てきました。詳細は拙著「デジタル毒」を読んでいただきたいのですが、簡単にできることから始めてみてください。

デジタル毒は、発信元や機器からの距離が遠ければ遠いほど影響は減ります。具体的には、結婚して新居を探す、家を建てるときにはオール電化はやめましょう。

マンションなどを探す場合、できるだけアーシング効果がある低層階を選びましょう。

IH調理器にもしないようにしましょう。

これらができない、すでに今生活してしまっている場合も、WiFiのルーターは最低でも夜間はオフにしましょう。

寝室に携帯電話をもって入らないようにし、機内モードにして別部屋で充電をしてください。目覚まし時計代わりにしている方は、目覚まし時計を購入してください。

コンセントは、使用していなくてもデジタル毒を発生させています。コンセントの近くで寝ないようにしましょう。特に頭をコンセントの側にして眠るのは避けましょう。

携帯電話や持ち運べるＷｉＦｉのルーターを持っている場合は、ポケットでなく、鞄などに入れて持ち運ぶようにしましょう。どうしても身につける場合は、機内モードにしてください。男女とも不妊、精子、卵子、ホルモンへの影響が報告されています。妊娠前も注意することです。

パソコンやタブレットを膝の上に乗せて使用しないようにしましょう。

電子レンジや洗濯機などの使用時は、なるべく離れましょう。

これらは出産後の注意にもなります。

特に最近は子どもがぐずったとき、あやすために動画をスマートフォンで見せたりしているようですが、やむを得ないとき以外はやめましょう。テレビも近くで観るのは良くないですが、スマートフォンと頭の距離は圧倒的に近くなります。脳や眼、こどもの発達に影響が出てくる可能性があります。抱っこひもで子どもを前に抱えてスマートフォンを見ているお母さんは、使用を控えましょう。

このように、少しでもデジタル毒から子どもを守りましょう。

## ストレスを見直す

栄養の項目で述べた、「健全な腸をつくるために必要なこと」については、「食」はもちろんのこと、「心を整える」ことも大切です。つまり「ストレス」を減らすことが、腸を含め多くのことにとって、重要になります。イライラし、くよくよ悩んでばかりいたら、胃腸の動きが悪くなるし、消化酵素がうまく分泌されません。また、よく噛もうという意欲もなくなりますし、唾液の分泌（アミラーゼという最初に食べ物が触れる酵素。炭水化物をでんぷんに変えてくれる）もうまく働きません。

**精神的な不安や緊張が胃腸の働きを悪くし、そのことによって食べ物を上手に分解・代謝できず、不消化物を増やしてしまうのです。**

精神的に不安定なときは食欲も湧きませんが、そうしたときに心を整えるには、「赤ちゃんを大事に育てよう」「健康な子どもになるように育てよう」という意識を持つことです。わが子が元気に育つ——すべての母親・父親の願いです。このことを思い、ならば自分の体を大事にしよう、というように心を整え、赤ちゃんのために良い食生活を心掛けましょう。

自律神経という胃腸を支配している神経があります。この動きを整えてあげることが胃腸を健康にしてくれます。朝決まった時間に起き、決まった時間に食事を摂り、規則正しく活動することで自律神経の働きが良くなり、胃腸の動きが活発になって酵素の分泌を促してくれるのです。

適度な運動やしっかりと睡眠をとるなどの生活習慣を整え、赤ちゃんが生まれてくることに喜びや楽しみなどの期待感を抱きながら、上手に不安とつきあうなどの精神的な安静を保ちましょう。体を冷やさないように胎盤へしっかりと血流を与えたり、身近にできる努力を怠らないようにするだけでも、良い育児をしていることになります。

ストレスがあると交感神経が高まり、副腎皮質ホルモンの分泌が増加することが知られています。実際にストレスの高いときに血液検査をすると、母親の血液中の副腎皮質ホルモン濃度は上がっているのです。

しかし、胎児はこの副腎皮質ホルモンを分解するための酵素をたっぷり持っているため、本来は保護されるようにできています。しかし、低栄養などで胎児の酵素活性が下がると、この副腎皮質ホルモンが高まったままで胎盤へ伝わるので、遺伝子のメチル化が変化し、食塩に対する感受性に関係する遺伝子の発現が増え、食塩感受性タイプの高血圧となるのです。

これが、さきほどの血圧の話で出てきた、エピジェネティクス変化です。

今は働きながら妊娠時期を過ごす女性が増えています。

もちろん昔の女性が働いていなかったわけではなく、働いていると妊娠にリスクがあったというわけでもありません。

ただ、実際に家庭や職場での自分の役割に対してストレスを抱えると、高血圧や心疾患、肥満になることがわかっています。つまり、妊娠中に副腎皮質ホルモンの濃度が上がるということなのです。

ストレスは、精神的なものばかりではありません。

母親が肉体的になんらかの炎症を持つ場合にも、リスクがあります。

妊娠中の高熱やウィスル感染などによる奇形や妊娠トラブルについては、よく教科書にも出てくる問題で、産婦人科の先生などから注意されると思います。

しかし、ここでいう炎症は、血液検査での異常などが出ない段階の慢性的な炎症についての話です。食品によって引き起こされる腸の炎症の話のときにも触れました。

たとえば歯周病。妊娠中はつわりがあり、歯みがきも苦手になったり、嘔吐などにより口腔内環境が悪くなることがあります。妊娠初期に歯周病があると、胎児の発育状況にも影響を与えるのです。歯周病と全身疾患との関連はいくつも報告されていて、心筋梗塞、動脈硬化、糖尿病、肥満などが指摘されています。

妊娠期では早産のリスクとなり、早産でなくても低体重出産につながることがわかっています。低体重出産が、将来のさまざまなリスクにつながります。

また、母親が潰瘍性大腸炎や炎症性の腸疾患を持つと、子ども自身も炎症を持つことがわかっています。

腸に炎症があると、リーキーガット※を持っている可能性が高く、腸から漏れ出て血液中に異物が侵入し自己抗体をつくるため、免疫異常を引き起こす可能性があります。栄養が十分吸収されず、胎児の栄養不足やアレルギー発症の可能性が高くなるのです。

特に微量栄養素の鉄、亜鉛、マグネシウム、カルシウムなどのミネラルや、ビタミン類などの不足は胎児の成長、脳の発達に大きな影響を与えるものです。

**炎症を引き起こしやすい食べ物は避け、積極的に抗炎症性の食べ物を摂るように心がけましょう。**

※リーキーガット：本来は通してはいけない抗原や毒素、未消化物、感染源などが、腸の炎症や腸内細菌叢の乱れにより腸内から漏れ通り、体内の血管に侵入する状態。これにより自己抗体ができたり、炎症性サイトカインが全身へ行き炎症を引き起こしたり、必要な栄養が入って来ず、もしくは消耗され栄養障害になったりするリスクとなる。

# 第3章

## 子どものときから始める、病気にならない食事

## 子どもが病気にならない食事

子どもが将来にわたって病気にならないための食事とは、どのようなものでしょうか。次の7項目に集約されるでしょう。要約すれば、子どもが消化のできるものをバランス良く与えることです。

①野菜・果物をたくさん摂る

加熱したものに加えて、生野菜のサラダや和え物など、酵素やビタミン・ミネラル・食物線維が豊富な状態の野菜や果物をたっぷりと、朝昼夕の食事でバランス良く摂りましょう。できれば、無農薬や有機のものを選ぶようにしてください。栄養価や消化のしやすさが全く違います。

②ご飯を主食に、副菜は良質なタンパク質を

魚、肉、卵、豆製品など、質の良いタンパク質を摂りましょう。

魚は大型の魚と小型の魚のバランスを考え、可能な限り養殖のものよりは天然のものを選びます。肉や卵は、エサに抗生剤やホルモン剤の投与が少ないものを選びましょう。

現実にこれらをどのようにして区別し見分けるかは難しいのですが、パッケージに記載されている原料や使用添加物などの表示は必ず見るようにします。こだわりをもった生産者は、放し飼いなど良い鶏を飼育していればラベルに記載します。こだわりを書いていない鶏肉や鶏卵は、ブロイラーでエサの質も悪いと考えたほうがいいでしょう。

また、信用のおけるところで買う、ということも一つの選別方法です。

食べ方は、揚げ物や電子レンジの使いすぎに注意しましょう。タンパク質が変性し、消化が悪くなります。なるべく自然な形で摂るようにしましょう。主食は、炎症を引き起こしやすい小麦製品を避け、ご飯やそば、いも類などにしましょう。

### ③ 加工食品は避ける

加工品はできるだけ使わないようにします。原材料の出どころがわかりにくく、添加物が多く含まれていることなどがその理由です。

また、加工食品は、ほとんどすべてのものにといっていいほど、化学調味料が使われています。

### ④ 酸化していない油を摂る

脂質はとても大切です。その質をしっかり考えましょう。時間の経った油、特に外食や惣菜、スナック菓子などの油はかなり酸化しています。よく使われる安いサラダ油は、リノール酸という（摂りすぎると）炎症や発がんなどの可能性がある脂肪酸を多く含みます。さらにショートニングやマーガリンには、トランス脂肪酸という人体が消化できない脂質が入っているので避けましょう。

オメガ3たっぷりの魚の油を摂るようにしましょう。炎症を起こすオメガ6の油（植物油など）は避け、それ以外の油が酸化する前に、サラダのドレッシングとして生で摂るように心がけましょう。また、炒めるときは、米油やごま油、新鮮なオリーブオイル、バターなど、酸化しにくいものを使いましょう。

### ⑤子どものおやつは工夫する

子どもにおやつは必要ですが、おやつ＝お菓子ではありません。特に砂糖菓子やジュースは控えましょう。それらには、砂糖以外にもブドウ糖果糖液などが使われていることが多く、これはコーンシロップとも呼ばれ、ほとんどが遺伝子組み換えの原材料が使われていますし、中毒性の高い糖分です。

さらに、スナック菓子などもあまり与えないようにして、少量の小分けにした食事に少し楽しみをつけたもの、たとえば、おにぎり、焼き芋、ふかし芋、トウモロコシ、砂糖のまぶしていないドライフルーツや小魚の乾物などを中心にしましょう。味噌汁のだし汁に使う煮干しは、昔はよく子どものおやつにしたそうです。良質のタンパク質、カルシウムもこれで摂れますし、噛むことによる口内筋の発達、脳への刺激もあり、すぐれたおやつといってよいでしょう。

**⑥お菓子を与えすぎないように注意**

子どもがお菓子しか食べないという場合は、⑤のおやつの内容や与え方に注意して、子どもが手にしやすいところにお菓子を置かないようにします。お菓子を見れば欲しがるのは当たり前です。自分で自由に買い物ができない幼児は、与えなければ食べません。

「お菓子を与えないと他の食べ物をかたくなに食べない」「異常に奇声をあげる」「お腹がすかない」などのような状態がみられるのであれば、ほかに問題がある可能性があります。

**⑦無理に食べさせることはしない**

子どもは、お腹がいっぱいになったら食べません。お腹がいっぱいのときには、無理に食べさせないでください。

よく噛む習慣をつけ、しっかり睡眠をとり、適度な運動をさせ、明るい笑顔いっぱいの家庭でたくさんの愛をあげてください。

## 赤ちゃんの栄養

赤ちゃんにとって最適な食事は、何といっても母乳です。母乳には、赤ちゃんに必要な栄養素が必要な量だけバランス良く含まれています。これほどすぐれた食べ物は、ほかにありません。

離乳食も急ぐ必要はありません。むしろ1年以上、たっぷりと母乳を飲ませることが赤ちゃんの健康には良いのです。

しかし、これはあくまでお母さんの栄養状態や健康状態が良い場合です。そこを勘違いしてこだわりすぎて、子どもを栄養不足にしないようにしてください。また、食生活がひどく、病気をたくさんもっている、もしくは体にたくさんの重金属やダイオキシンをため込んでいる、アレルギーがひどく、おっぱいにアレルゲンがそのまま通る、薬剤を大量に服薬している、ほとんどおっぱいが分泌されないなどのお母さんは、人工乳のほうが良い場合もあります。

大人と子どもでは、腸の発達や免疫力の成長、細胞のなかでのエネルギーのつくり方が違います。大人に良いとされる健康法が、子どもに当てはまらないことも多いので、注意してください。

赤ちゃんは歯がありませんし、子どもは乳歯が多く、消化酵素の量も多くありません。したがって、それぞれの時期によって適した食事というものがあるはずです。

ある研究で、通常よりも少ないエサを与えた猿は、たくさんエサを与えた猿に比べて非常に若々しく元気だったという結果が出ました。この研究結果が元になり、「小食は長寿」とか「1日1食か2食」といった健康本がたくさん出版され、「小食がいい」とメディアでも取り上げられましたが、これは過食ぎみの大人にのみ当てはまることで、胎児や幼児には当てはまりません。

低炭水化物ダイエットは、胎児の副腎や下垂体にストレスを与え、糖質、脂質に対する代謝にも影響します。子どもが将来、高血圧、糖尿病、心疾患になる可能性を高くしてしまうのです。「子どもは大人とは違う」という基本的な認識を間違えると、とんでもないことになるのです。

初乳といわれる最初の5日まで（1週間程度）の母乳には、免疫をつかさどるたくさんの物質が入っています。粉ミルクをあげようと思っている人は、初乳だけでも与えたほうがいいです。

母乳には、抗菌能力のあるものから免疫を刺激するものまで、さまざまなタンパクが含まれていて、脂質による十分なカロリーもあります。炭水化物はほとんど含まれていません。母乳のタンパク質には、ラクトフェリン、分泌型ＩｇＡ、κカゼイン、ラクトペルオキシターゼ、ラクトアドヘリンなどとリパーゼが豊富に含まれています。

このように、免疫力を成長させる物質を、栄養分とともにたっぷり含有しています。また、鉄分やカルシウム、マグネシウムなどのミネラルやビタミンも豊富です。

さらに、栄養素をきちんと分解できるようにするための消化酵素と、分解酵素を阻害するための酵素が、良いバランスで配合されていることです。後者は、栄養が胃のなかのｐＨ（ピーエイチ。酸性・アルカリ性の指標）などに耐えられるよう守ってくれるタンパクを分解しないようにする働きがあります。効率良く栄養を届け、きちんと消化し代謝できるように、さまざまな酵素が含まれているのです。

母乳は、ほどよい量でやめられるように味付けされています。また、良好な母子関係、愛情をもてるようなオキシトシンやプロラクチンなどのホルモン分泌も促し、それらには母体を守ってくれる機能も含まれています。粉ミルクを買う必要がないのも、母乳の魅力の一つです。

母乳にはたくさんのタンパクが含まれていますが、これらのタンパクは最初のひと月で急激に減り、その後は徐々に減少します。ほとんどのタンパクは乳腺でつくられていて、数種類だけは母親の血液中などから分泌されます。

母乳に主に含まれているタンパク質は「ムチン」「カゼイン」「乳漿タンパク」の三種類です。

ムチンは、腸などの粘膜を保護する作用があります。カゼイン（ここでのカゼインは、βカゼインといって、牛乳に含まれるαカゼインとは違い、人のプロテアーゼで分解されやすいタイプのものです）は、初めの数日はほとんど含まれていませんが、徐々に増えていきます。

一方、乳漿タンパクは初めから豊富に含まれています。それぞれ、赤ちゃんの成長に必要なアミノ酸がたっぷり入っています。

さらに母乳は、飲み始めと飲み終わるときでは味が違います。飲み始めはやや糖分が多く甘いので、赤ちゃんはぐいぐい飲みます。すると間もなく、タンパク含有量が増え、次に脂肪分が多くなり満腹感が得られるので、飲みすぎずにちょうどいい量で終えることができます。母乳は、赤ちゃんのための大変優れた食事なのです。

## 粉ミルクにどう向き合うか

母乳のすばらしさを理解していても、粉ミルクにせざるをえない場合もあります。このような時は、どうすればいいでしょうか。

粉ミルクは、いろいろと改善されてきました。

生後間もない赤ちゃんは成長がすさまじいです。そんな時期に栄養不足になることは大きな問題です。

母乳の出が悪いとき、特に生後すぐには母乳が十分つくられない方は多いものです。また、病気をもっていて薬を常用せざるをえなかったり、働いていて母乳をあげられないお母さんもいるでしょう。

私も3か月で仕事に復帰しました。ある程度搾乳はできても、やはり3時間ごとに赤ちゃんに吸われているおっぱいに比べれば、出なくなるのが早くなります。そんなときは自分を責めたり母乳だけにこだわるのではなく、できる範囲でベストと思う選択をしてください。

まず、愛情をたっぷりあげましょう。

粉ミルクも、しっかり情報を集め、より良いものを選びましょう。

そして肌と肌の触れ合いをしっかりとしてください。

最近の粉ミルクは、ラクトフェリンなどのプレバイオティクスを配合するなど、さまざまな工夫がされていて、以前より良くなってきています。

また、栄養の吸収しにくさは、リパーゼが含まれていないことが原因だということが判明していることから、糸状菌由来の酵素リパーゼを利用して人工乳をつくっているところもあります。

なかには、加水分解をして吸収しやすいようにしている粉ミルクもあります。ソフトカードといわれ、胃液と反応してカードをつくるのを防ぐミルクもつくられています。

諸事情でおっぱいがあげられない、足りないお母さんは、罪悪感なくこれらを利用してください。

## 離乳食は腸の成長に合わせて

離乳期の食についてです。

離乳食は、最初は細かくつぶした野菜や重湯やおかゆ、砂糖を使っていない甘酒などがよいでしょう。基本的に赤ちゃんの腎臓、肝、腸は未熟です。味の刺激もさけるようにし、素材の味そのものか、ごく薄味にしましょう。加熱した果汁などを離乳期前にあげると、肥満や、逆に母乳を飲まなくなることによって栄養不足になる可能性があります。

電子レンジを使って下ごしらえをしたものなどは、タンパク質が変性して消化しにくく、異物として認識されるためにアレルギーを起こしやすいです。電子レンジは使わないほうが無難です。ハチミツは、乳児ボツリヌス症予防のため、念のために1歳までは使わないように注意してください。

基本的にほしがるだけ母乳や粉ミルクをあげて、噛む練習、脳への刺激、味覚の形成のため、生後半年頃から少しずつ、たとえばスプーン一杯から始めましょう。1歳頃まで無理せずに母乳、粉ミルク中心で1日2回程度、食事のリズムをつけるようにしてあげるといいです。

離乳食は、赤ちゃんの腸の成長に合わせてください。

子どもの消化管は未完成です。免疫能力もあわせてきちんと完成するのは10代の終わり頃です。赤ちゃんは胎児のときに、一生を通してタンパク質の処理、管理を行うために自分だけの「取り扱い説明書」のようなものを受け取ります。

その「取り扱い説明書」にしたがって、胎児9週目から12週目の間に消化酵素を活性化させるのです。赤ちゃんが生まれてすぐに活性化させるのは、母乳を消化する酵素だけです。この状態は少なくとも18か月まで続きます。その後、炭水化物を少しずつ消化できるようになります。その頃になって乳歯が12～14本生えると、食べ物のなかの炭水化物を噛むことによって、腸のなかで処理が可能となるのです。

1歳を過ぎた頃から、家族と一緒に少しずつ3食程度離乳食とタンパク質の摂取を始めるといいでしょう。手でつかんだりすることもできてきますね。母乳、ミルクが終わると1日3回に加えておやつを1～2回入れていきます。

腸内細菌が整うのには3歳までかかるとされています。

大人の場合は、腸の周囲に70～80％の免疫物質が集まっています。

子どもには、まだ胸腺や脾臓、骨髄にも存在していますが、やはり腸の周囲の免疫物質はたいへん大きな割合を占めます。しかし、子どもの体内、特に腸内の環境がしっかり整うのは、生後だいぶ先です。腸内の酸性粘液に含まれるムチンがきちんと分泌されるのは1歳頃、腸内細菌叢が整うのが3歳頃、他の免疫系にいたっては完全に整うのに15歳くらいまでかかるものもあります。

腸内環境がしっかり整っていないときに、アレルゲンとなる食物が体内に入ることによって、アレルギーになりやすくなります。腸内細菌叢は3歳頃までは整っておらず、アレルギーになりやすいため、タンパク質はいろいろなものを少しずつあげるようにし、偏ったものを大量にあげるのは避けるようにしましょう。

それから、赤ちゃんには牛乳そのものを飲ませないほうがよいのですが、2歳からは特にすすめません。2歳になると、乳糖を分解する酵素であるラクターゼの分泌がぐんと減ってしまい、よく消化できないからです。さらに、牛乳は炎症を引き起こしやすい食物の一つです。

ただし、牛乳からできている粉ミルクは、消化しやすいよう工夫してあるので、同じものではありません。粉ミルクを与える必要のある子には、あげてください。

## 3歳からの食事―子どもの食物とエネルギー代謝

3歳の頃は腸内細菌叢が整ってきたばかりで、免疫系など腸の機能もまだ不十分です。したがって3歳以降も、砂糖たっぷりのお菓子や牛乳、卵などの動物性タンパクは十分に消化できません。これが食物不耐症(その食べ物を摂ると体調が悪くなる)やリーキーガットの原因となり、さまざまな疾病につながっていくのです。

3歳までの子どもと大人では、消化能力はまったく違います。消化ができないものを与えると不消化物となり腸内に長く滞在し、それが腐敗して腸を荒らし、悪玉菌を増やし、有毒な物質を生成させ、アレルギーなどの原因になるのです。

また、3歳までは生卵かけご飯はあげないでください。アレルギーを発症しやすくなります。卵白にはオボムコイドというアレルゲンになりやすい物質があります。加熱すると変性してアレルゲンにならない場合があるのですが、生のほうがよりアレルギーを起こしやすいといえます。

3歳ぐらいになると腸内細菌叢が整ってくるので、ある程度は自然に糖分への対処ができるようになります。この〝自然に〟に注目してください。乳酸菌などの腸内細菌の働きによって、糖分の分解が自然にできてきます。だからといって、ケーキやお菓子に入っている添加物や、ショートニングといわれるトランス脂肪酸、大量すぎる白砂糖や精白しきった小麦、農薬だらけの小麦を消化できるわけではありません。

タンパク質も、急にあらゆるものを無制限に摂り入れられるわけではありません。

細胞がエネルギーをつくり出すのには、二つの方法があります。一つは酸素を使わずに食べ物から糖を分解してすぐに活用する「解糖系」です。体温が低くても行われる反応です。

もう一つは、細胞のなかのミトコンドリアがこの解糖系で分解された栄養素（ピルビン酸）からクエン酸回路で水素を取り出し、最後に酸素を使って水をつくる「ミトコンドリア系」です。時間をかけ、大量のエネルギーをつくり出すものです。これには37度程度の体温と十分な酸素を要します。

体は、細胞分裂や瞬発力の必要なときには解糖系、持久力が必要なときにはミトコンドリア系を働かせます。お腹のなかにいる赤ちゃんは、解糖系を働かせながら細胞分裂を繰り返し、生まれて肺呼吸が始まると、徐々にミトコンドリアが増え始め、15歳で大人と同じ程度になります。

子どもにとって必要なエネルギーは、解糖系です。すぐにエネルギーになるものが良く、食いだめできませんが、そのため、食事と食事の間におやつが必要となるわけです。そして、ある程度の時間、お昼寝が必要となります。

3歳から6歳までは10時と15時におやつ、そして朝寝と昼寝が、また7歳から10歳前後までは15時のおやつと昼寝を軽くするとよいでしょう。

子どもに空腹の時間を長くもたせると、脳内にモルヒネ様物質が出ます。その結果、イライラしやすく、きれやすく、集中できなくなります。ですから、きちんとまめに食事やおやつをあげないといけないのです。

しかし、おやつの質には気をつけなくてはいけません。脳細胞がつくられるのは胎児から1歳までの間がほとんどですが、まだまだシナプス同士をつなげたり、容量を増やしたり、いろいろなことを吸収する大切な時期です。質の悪い脂肪分や炭水化物、変性したアミノ酸は避けましょう。ビタミンやミネラル、酵素をたっぷりとあげることでどんどん「良い脳がつくられる」のです。

## 15歳からの食事──体の基盤をつくる

人は、15歳頃になると細胞分裂（著しい成長）は勢いをひそめ、昼寝をしなくても持続的に動けるようになり、瞬発力と持続力の両方を身につけることができるようになります。したがって、15歳になって大人の体になるといえます（目安です。成長には性差・個人差があります）。

全身の器官や免疫がようやく完成していきます。ここからは大人と同じ食事にしてよいでしょう。この時期は、肉体やホルモンバランスが大きく変化するときですから、不安や悩みをかかえる子どもも少なくありません。しかし、「食べ物が心身の健康をつくる」ということをしっかり教え、生涯にわたる健康のための基礎知識を学んでもらうことが大切です。

ただ、思春期は体の変化が著しいときで、いろいろな活動をしますから、運動量などをみながらエネルギー源を補充してあげないといけません。部活やスポーツクラブで毎日運動する子どもには、1日3食ではなく5食くらい必要な場合もあります。

部活で頑張っている高校生は、朝ご飯をしっかり食べても昼までもたず、2時間目や3

時間目の休み時間に早弁し、昼もおにぎりやパンを食べ、部活が終わってから夕飯までの間にラーメンを食べたりする……したがって、夕食を含めると五食というのも、体が欲しているからなのです。

また15歳前後は、女性と男性では成長のスピードが違います。身長の伸びが止まるまでは、まだまだエネルギーを要します。そして、環境的にも、自分で自由に食べ物が買えるようになるときなので、友人との付き合いや学校帰りのコンビニなど、自制が難しい年頃でもあります。

女の子であれば、体型を気にしすぎて拒食症になってしまったり、お菓子の食べすぎでご飯を食べず、カロリーは足りていても必要な栄養（ビタミンやミネラルなど）が摂れないという栄養失調で、肥満になってしまったり、極端に痩せてしまったりする場合もあります。体の基盤をつくり、将来親となるこの年代の子どもたちに、食事の大切さ、健康で美しい体のこと、正しいダイエット方法をしっかり伝えることがとても大切だと思います。添加物たっぷりの食品やスイーツを毎日のように食べ続けているとそれだけで病気になってしまうということを伝えなくてはなりません。

特に、子どもと毎日接する親や教師から、食物のこと、健康のこと、病気のことについて、きちんと教えてほしいものです。

## 虫歯にさせない



私は日常臨床上で、大人の慢性疾患をみる機会も多く、長い時間をかけて問診をします。するど、慢性疾患を持つ患者さんのほとんどに、口腔内のトラブルを発見するのです。歯の治療痕、それも根管治療を何本もしている人たちです。

有害金属の蓄積や吸入もそうですが、歯肉のトラブル、かみ合わせの悪さ、歯を失う、歯科治療での薬剤の使用、痛みに伴う痛み止めや抗生物質の使用頻度の増加、口腔内細菌叢の乱れなど多くの問題から疾患につながります。

ぜひ、小さい頃から歯のケアをさせてください。

歯科医さんへは治療のために通うのではなく、メンテナンスのために通うようにしてください。歯医者さんは痛いところだと思わせないようにしてほしいのです。

虫歯にしないためには、まず食べ物です。

甘いもの、酸性が強いもの、歯に残りやすいものなどはなるべく与えない。与えたときはすぐに口をゆすぎ、歯ブラシをさせ、小さい頃は親が仕上げ磨きをしてください。

毎日朝晩の歯ブラシも欠かさずにさせてください。ただ、これらケアをしても虫歯になる子がいます。遺伝子トラブルで虫歯になりやすいケースもあります。

虫歯の原因としては、食べ物の問題や歯のケア不足が一番多いのですが、気をつけている場合でも虫歯になりやすいこともあります。

また、アレルギーなどで鼻が詰まっていて口呼吸をしていたり、さらに抗アレルギー剤などの唾液が減る薬を使っていると虫歯になりやすくなります。

唾液は多くの免疫物質を含み、粘膜保護する粘液も含みます。雑菌の増殖を防いでくれるのです。口呼吸は、口腔内の乾燥や雑菌の増殖につながります。また、抗アレルギー剤などは鼻水を止める薬です。つまり分泌物を減らすための薬です。同時に唾液、胃液、消化酵素の分泌も減らしてしまいます。食べ物の消化を妨げ、未消化物を増やし、さらにアレルギーや虫歯を増やすことにつながりますので、使っている薬を見直してください。

虫歯は、口腔内の細菌が糖質を分解してつくられた酸によって、歯質が脱灰されて起こる欠損のことをいいます。

虫歯の原因の一つは「プラーク」（歯垢）です。プラークは食べカスではありません。細菌の塊です。ただ、プラークがあるだけでは虫歯にはなりません。砂糖や酸化した食物を摂ると、口腔内のｐＨが変わったり、歯の血流が変わったりします。口のなかはだいたいｐＨが６・７〜６・８くらいの中性ですが、これが低くなってくると（酸性になると）、歯のなかのミネラルが溶け出してきます。こういった口腔内の環境の変化によって虫歯ができやすくなります。さらに、一度できた虫歯はエナメル質表面でもかなり深いところまで浸透していきます。

虫歯は削ればいいというものではありません。食生活を見直せば、ミネラルが豊富な唾液が耳下腺から分泌されて再石灰化が起こり、削って治療しなくても虫歯の進行は止まります。逆に食生活が悪ければ、いくら治療しても進行は止まりません。

幼少期から甘いもの、精白したもの、消化できないもの、プラークとpHの変化の原因となるものをたくさん摂っていると、乳歯のときから虫歯になり、それが大人の歯（永久歯）にも影響し、その治療で銀歯が埋め込まれ、将来の大病へとつながってしまうのです。

ノンメタル（セラミックなどの非金属）に変えたら病気が治った、歯の治療をしていて感染していた歯を抜いたら病気が治ったという人たちがいるのも、虫歯が病気に影響している証拠です。

虫歯は他の臓器にも大きな影響を与えます。

成人の難治性疾患（神経疾患、関節リウマチなどの膠原病、腎臓や肝臓、心臓などの内臓疾患、原因不明の疼痛、難治性の不定愁訴）を患っている人、あるいは感染症が重症化している人に、口腔内環境の悪い人がとても多いようです。

また、アマルガムを使用しているために起こる水銀の問題、虫歯の治療に違う金属が使われている場合に起こる電位差による症状、根管療法で金属が埋め込まれている場合はもっとひどく症状が出るようです。

このような金属による害に加えて、感染の問題があります。

口腔内にある菌は、免疫が下がると活性化し、各臓器に回ります。そのことによる全身臓器への影響、たとえば、歯周病からの心内膜炎、扁桃腺炎からの腎炎は医学界では広く知られていますが、扁桃腺炎以外にも、歯肉炎などの歯周病や虫歯の根管治療後の潜在性の感染が、妊娠・出産後の免疫の低下後に発症する自己免疫疾患に関連していることがあります。

熱が出たり、腫れたりしないけれども、「これが口腔内のバイキンによるもの、感染症だよ」とわからない炎症が全身の病気と関連してくることがあるので、日常的に炎症を起こしにくい体をつくることが大切になってくるのです。

それ以外にも、噛み合わせの問題や埋めた重金属の問題（銀歯など）によっても体の不調や、心の不調をもたらします。

## 子どもの生活――遊び

遊びは子どもによって自分に合っていることをさせればいいのですが、必ず外遊びも加えてください。

親として悩ましいのは、テレビゲームやスマートフォンとのつき合い方ではないでしょうか。

今は勉強にもスマートフォンを使う時代ですし、小学生の頃からタブレットを勉強道具として学校で取り入れたり、塾から自宅教材として配布されたりします。

拙著『デジタル毒』で触れましたが、小学生の間は、勉強時間での使用を親が決めることで、ある程度制限することができます。

あわせてオンラインゲームや動画を長時間見続けることも、やめるように誘導してください。

子どもは、外遊びや親と一緒に遊んだり、友達と体を使って遊ぶことが好きです。

もちろん苦手な子もいますが、そういう子のために、パズルや塗り絵、組み立て式のおもちゃやカードゲームなど、デジタル機器を使わないゲームや遊びがたくさんあります。

親に時間の余裕がないと、おとなしくなるからとつい動画を見せたり、スマートフォンの機能を使ってあやすという行為が蔓延しつつあります。

中学生頃になると、親の言う通りにはならなくなることも多くみられます。強引に取り上げたりするのではなく、少なくとも睡眠時は電源を切らせたり、時間をある程度決めるなど、話し合ってバランスをとりましょう。

**子どもにとって、近距離でデジタル機器を使うことは、デジタル毒にさらされることになり、脳・眼・筋肉へ悪影響を及ぼすのです。**

外遊びには日光を浴びることによるビタミンDの生成、メラトニンやセロトニンの合成などによる体内時計の調整、免疫を整えるなどの効果があります。

また土や泥、砂に触れることで多くの微生物を体に取り込むことができます。腸内細菌叢に多様性を持たせることができるのです。そして実際の景色を見ることは遠近上下左右に眼を動かし、匂いや香りを嗅ぐことで嗅覚に刺激を与え、動き回ることで背骨から脳へ信号を伝え、触覚、視覚、聴覚、嗅覚への刺激、つまりは脳へ新しい刺激を与えることができます。

神経の可塑性を促し、発達、学習能力がつき、免疫を高め、自律神経を整えることができるのです。

## 子どもの生活―睡眠

子どもが寝ないときには、多くの理由があります。睡眠は自律神経を整え、BDNF（脳由来神経栄養因子という神経細胞の発生、成長維持、再生をしてくれる物質）をつくり、脳の栄養となるので、発達や成長には不可欠です。また睡眠は、解毒のスイッチを入れてくれるため、脳の代謝のはげしい子どもたちが睡眠をすることで老廃物の排泄を促してくれます。また、成長ホルモンを促す役割も担うことから、体と心の成長には欠かせません。

睡眠不足が続くと、さらにレム睡眠、ノンレム睡眠のリズムがくずれ、自律神経系に影響を与え、多くの疾患へとつながります。また、コルチゾールが常に高いことで、脳の発達の影響に加え血圧や血糖の上昇、将来の肥満やメタボリックシンドロームの発症リスクとなります。もちろん情緒不安定や集中力の低下、運動・学習障害にも関連するのです。

メラトニンやセロトニンなどのサーカディアンリズムと、レム睡眠・ノンレム睡眠の要素で睡眠・覚醒のリズムが決まります。

サーカディアンリズムとは、24時間周期の概日リズムのことです。体温調節や排便などの自律神経に関わり、昼間の光をあびることでメラトニンの合成、その原材料となるセロトニンの合成が行われます。

レム睡眠は脳幹にあるコリン作動性神経とモノアミン作動神経が相殺して、二相性で切り替わる睡眠のサイクルです。

これらの成長に必要不可欠な睡眠のキーとなるのは、乳児期からの習慣です。

生後3か月くらいからノンレム睡眠、レム睡眠のリズムやサーカディアンリズムがつくられ始めます。妊娠中のお母さんが早寝早起きできていない、子どもは寝るものだと思って朝起こさないのは良くないです。積極的にリズムを作りましょう。通常は10か月ほどで夜中の覚醒は減り、お昼寝の回数も減ります。

睡眠を規則的にとれないのには多くの理由があります。

まず、環境的な問題です。

親の仕事によって夕食や夜の活動が遅くなり、就寝時間が遅れる。また塾や宿題、部活に追われて寝る時間がない、通学が遠方のため睡眠時間を削らないといけないなどがあります。

また、眠れていないのには身体的な問題も存在していることがあります。

お腹の中の微生物がつくる代謝物（たとえばお腹のカビなどが多い人）によって、副腎の機能が低下したり、眠れなかったりします。甘いものをたくさん食べることにより低血糖を起こして眼が覚める場合などもあります。腸内細菌叢の乱れやリーキーガットによる腹痛などが起こったり、外遊びが十分できないことにより体力がありあまっているため目が覚めるというケースも。

さらに日光を十分に浴びないこと、オンラインゲーム、スマートフォンをずっと見たり触ったりすることによりブルーライトなどのデジタル毒の浴びすぎ、タンパク不足やミネラルビタミン不足によりメラトニンなどの睡眠を誘導してくれる神経伝達物質（ほかGABAやセロトニンなど）が不足して十分な眠りにつけない、夜中にトイレで何度も目が覚める（ひどい便秘による膀胱の圧迫、カビ毒などによるホルモン異常、交感神経過緊張状態）などもあります。

実は、日本の子どもたちは世界的に見ても睡眠時間が短いです。これは幼少期からだそうです。

**早寝早起きがいかに大事かをしっかり親が理解し、幼少期から習慣化することが第一歩**ですね。

## 子どもへの接し方で気をつけたいこと

子どもにとって親の存在というのは絶対です。それは幼ければ幼いほどです。親に愛されているということは、子どもにとっての自信につながり、自分の存在価値を見いだせる大事なことです。

だからといって、子どもは自分のものだとか、子どもを操ろうとしたり、自分の夢を重ねるとか、自分の人生と子の人生を混同したりすることは違います。

その子にはその子の人生があり、一個人であるということは常に念頭に置き、見守り、サポートしてあげてほしいのです。

当然、子どもたちは発達とともに自我が芽生えてきます。

早期反抗期（2歳前後）、後期反抗期（思春期）には、やたらと反抗的な態度をとるでしょう。2歳くらいはまだかわいくて、ぶつかり合うというよりは手をやいて、イライラすることもあると思います。強い言葉を発してしまうこともあるでしょう。

それでもある程度本人の意思（たとえば親が出した洋服はイヤといい、親からみたらおかしな組み合わせの服を自分で選ぶ）を尊重しながら、上手にほめながら、ほどほどのところで落としどころを見つけることも多いと思います。

もちろん他にも兄弟がいて一杯一杯のところでごねられたら、叱ってしまうこともあるでしょう。叱ってしまって、落ち込んだり反省したりすることもあるかもしれません。そんなときは、感情で叱ってしまったのならしっかりあやまり、きちんと説明することです。その上で、お互いに納得したら、とても愛している、大事に思っていることを伝えてスキンシップをとってあげてください。

思春期になると、そんなことを言っていられない場面も多々あります。

こちらがいくら愛情を注ごうと思ってもうっとうしがられる、話を聞こうと思っても何も答えてくれない、親自身も更年期や親の介護、仕事では責任のあるポジションにつくようになり、体調が優れないときもあります。

何をやってもイライラしている様子を見て、こちらもイライラしてくるなどということもしょっちゅうあると思います。

とはいえこの時期は、子どもにとっては大事な成長段階です。体の成長に伴わないホルモンバランスや精神的なストレス、勉強や友人関係が難しくなる時期で、恋愛や将来のことで悩むことも多くなるのです。

自分の人生の基盤となる大事な時期、どんどん脳のシナプスがつながる時期、体や脳が大人に近づくときです。

混乱したり、イライラしたり、落ち込んだり、はしゃいだりするでしょう。

親に介入されることを嫌がり、自分でやりたい、決めたいと思う時期かもしれません。

親が「この子のため」と思う言葉も、子どもにとっては受け止め方が違うこともあります。だからといって、すべて子どもの思うままにさせてすべてうまくいくということはないでしょう。よく「失敗させたらいい」、そして「学ぶというからただ見ていればいい」といわれますが、目の前で危ないことをしそうになれば止めるのは当たり前です。

衝突してもいいのです。

親が何も言わなくても学んで、自分で考えて、行動して、その結果うまくいく子どもたくさんいますが、間違った方向にいく子も、逃げる方向が違う子も当然います。

アメリカのエール大学の研究によると、たとえ衝突があったとしても、親がしっかり思いやり（愛情、理解、賞賛などの形で）を見せると、素直になれていなくても親から愛されていると感じると子どもたちは答えています。一方、ただの感情や理不尽な衝突（愛情を注げていないと親自身が自覚しているとき）はあまり愛されていないと感じていると報告されているのです。

衝突しながらでも支配や介入ではなく、思いをぶつけたり、意見を伝えたりするのは問題ないと思います。そして、少し距離をおき、本当に危ないときだけ口を出すなどの子離れも少しずつ始める時期もやってきます。

逆に自分の思いやイライラを表に出せず、いつも親の顔色をうかがう子たちにはその後さまざまなトラブルを起こす可能性があります。

いわゆる反抗期がなかったとか、とても良い子だったという子たちは、かえって将来悩んだりストレスを抱えやすかったり、ギリギリまで我慢して本当の病気になってしまったりしやすいのです。

ある研究では、支配的な親を持つと自主性が育ちにくく、成人になっても恋愛関係を築くのが難しくなる可能性が高いとの報告もあります。

思春期に支配的な親を持つと、自分で考える能力が低く、単独行動が苦手で、他人と協力的な関係を築けないことが多かったのです。その子たちが30代になったらパートナーを持つ率も低く、また学校の成績も低い傾向にありました。心理社会的な成熟度が低く、自分に自信がもてず、仲間にあまり好かれていないと思う傾向にあるのです。

さらに幼い頃に親を失ったり、虐待を受けたりした子は成人後に虚血性心疾患、消化器疾患が増えることはすでに報告があります。

また、あまり安心感や大切にされたと感じずに育ち、なお過干渉だった子たちは、成人後に慢性疼痛を起こす可能性があることも指摘されています。

親を失った場合でも、周囲の大人から十分愛されていると感じることができれば、このような疾患率はずいぶん減るので「親がいない＝問題」ではありません。

しかし、このように子どものときのつらい体験というのは、脳の可塑性が盛んな子たちには大変な影響があります。

これは成人しても起こりうるのですが、イギリスの研究で、家族に愛されていないと感じている子は、画像検査で脳の一部が萎縮していることがわかったのです。その場所は小脳と腹側線条体です。小脳は運動やバランスのために重要として知られていますが、統合力や学力、コミュニケーション力にも影響を与えます。腹側線条体はドーパミンを中心として快楽・報酬・意欲・嗜癖・恐怖の情報処理に重要で意思決定や薬物依存の責任部位とされます。この部分が縮小するということと、薬物中毒・統合失調症・強迫性障害・ＡＤＨＤなどの疾患との関連が指摘されています。

このように、幼少期の心の傷は脳のダメージとなり、将来の様々な問題へとつながるのです。

# 第4章

# 免疫力を整える

## 免疫の対応力をつける

ウイルスや細菌、同じように感染する機会があっても感染する人、感染しない人がいます。そして感染しても重症化する人、軽症の人、全く症状がない人がいます。

この差は一体何なのでしょう。

**人は手の指紋のように腸内細菌叢が違うように、**免疫応答の仕方も一人一人異なります。この個人差は感染症に対してだけではありません。

また、人には空気中に浮遊するさまざまな菌やウイルス、ホコリなどが侵入してきたとき、それを異物として認識して排除し、体を守ろうとする機能が備わっています。これが「免疫」です。そのメカニズムは少しずつ解明されつつありますが、免疫システムが正常に作動していることが極めて重要です。

免疫反応は、高ければいいのではありません。

たとえば関節リウマチや全身性エリテマトーデスなどの自己免疫疾患が、自分の組織や細胞に対して攻撃してしまうように、免疫の異常亢進というものが存在します。アレルギー反応もその一つです。

人間が生涯でさらされる物質の総量というものがあるのですが、その物質は2つに分かれます。

一つは外因的な曝露。たとえばウイルスや細菌、寄生虫などの感染源、食品、有害な化学物質、重金属、デジタル毒、薬剤、不眠やストレスなど。

もう一つは内因的な曝露。これは個々の体内に存在する微生物叢の代謝物、酸化ストレスや脂質過酸化物、基礎疾患や感染に対する反応物などです。

これらに対して、それぞれが違った反応をします。

だから、反応が強すぎれば自分の免疫反応で自分をも攻撃してしまうようになり、反応が弱ければ曝露要因に負けて攻撃されてしまうのです。

つまり、免疫にはバランスをとって整え、どんな要因にあっても柔軟に対応でき、回復力を持つレジリエンス※を保つことが大事なのです。

人の免疫は、抗原などに最初にさらされるものから順に、粘膜免疫（口腔内や鼻腔、気管支などの粘膜、胃腸の粘膜層、膣や肛門などに存在）、自然免疫（白血球のなかで曝露要因に最初に反応するマクロファージや樹状細胞、NK細胞、母親由来の抗体など）、獲得免疫（抗体などの液性免疫や誘導されてくる細胞免疫も含めて、後に獲得するもの）、サイトカインなどの免疫などがあり、免疫システムがオーケストラのようにお互いに連携しあって働いています。さらには、皮膚の常在菌叢や腸内細菌叢など、人以外の生物によっても人は守られているのです。

これら免疫応答の個人差は、生まれ育った環境と日常生活をいかに送っているかが大きく関わっているのです。

この「生まれ育った環境」というところに、母親の胎内も含まれ、免疫系の発展が大人になってからも継続されるようにプログラムされていることがわかっています。

報告されているものでは、妊娠中にビタミンA不足があると、樹状細胞が減るとのこと。そしてストレスが多いとTh2細胞が増え、アレルギー傾向になってしまいます。一方、カドミウムにさらされる機会があると、マクロファージやTh1型のサイトカインが減るとされています。また、大気汚染物質に多くさらされるとインターフェロンγが減り、インターロイキン－4が増え免疫応答が弱まり、アレルギー反応が高まるとの研究結果もあるのです。

このように免疫に介入するものは多くみられますが、代表的なものとして、次ページの表のような報告があります。これらの慢性的なストレスや交感神経を高めるような状態が続き、免疫の異常が起こると、サイトカインが増え、長期的な脳の構造異常や行動異常へつながる可能性があるわけです。

## 免疫システムの発達

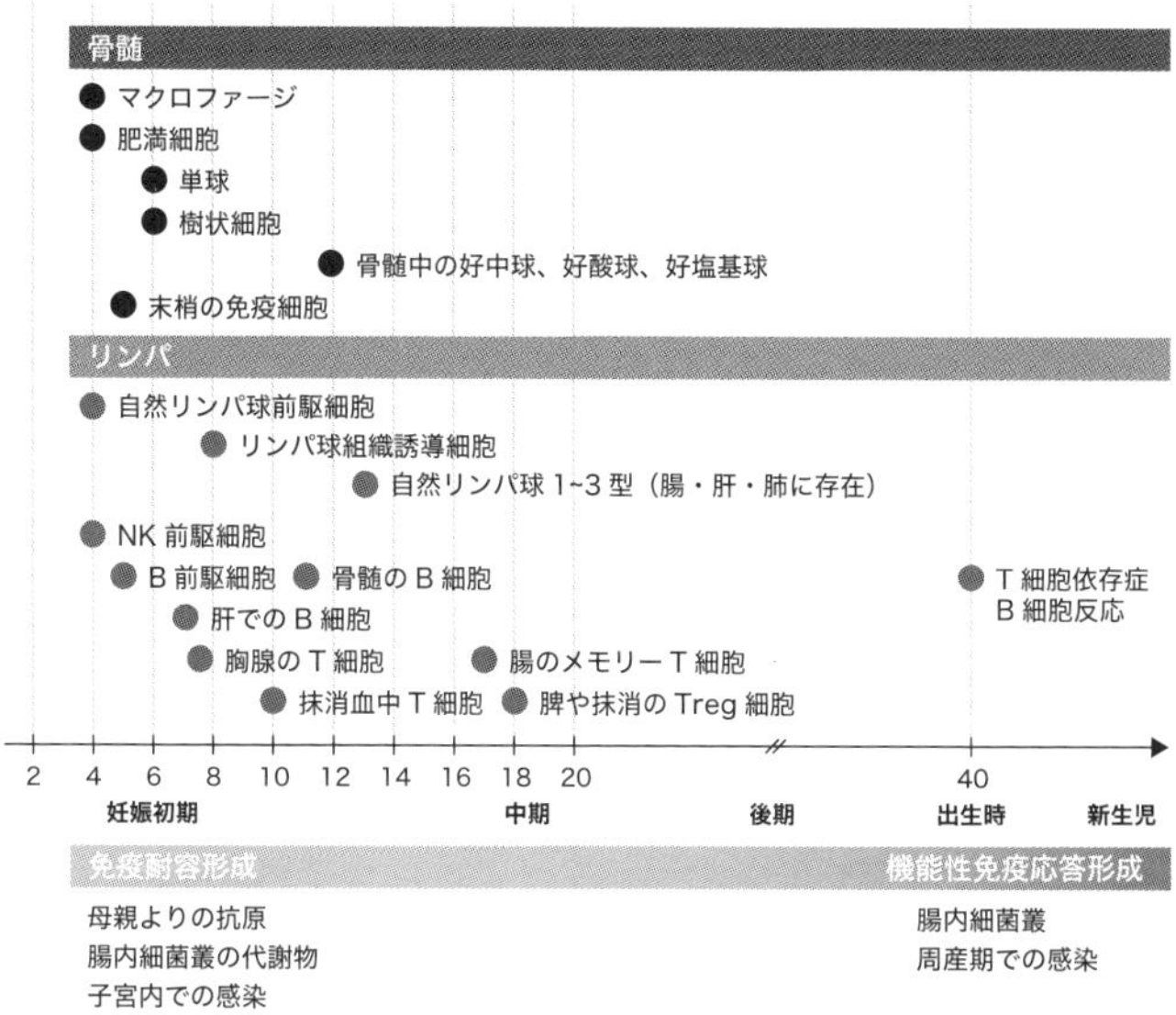


## 免疫異常を引き起こす要因

| 要因 | 免疫異常 |
|---|---|
| 精神的ストレス | 炎症性のサイトカインを増やす、アレルギーを増やす |
| 心配・不安 | インターフェロンγを下げ、インターロイキン-4を増やす |
| 母親の高IgE | 子どもの血液中のIgEも上昇させる |
| 母親のアレルギー | 2歳までの間にアトピー性皮膚炎を増やす |
| 有害化学物質 | 小児の喘息を増やす（DNAメチレーションを介して） |
| 母親の感染 | 感染が伝染する可能性がある |
| 早産 | 32週よりも早い場合、胸腺の重量が小さく、腸内の毒素を処理するインターロイキン-6やインターロイキン-10が減少する |

この構造異常においては、ミクログリアという細胞のプライミングをさせることで、機能や形態を変えます。

正しい介入がなければ、これは一生影響が続く可能性があるのです。

たとえば、自閉症スペクトラム（彼らは感染症にかかりやすかったり、免疫異常を伴いやすい）、PTSD、抑うつ、不安障害、統合失調症、学習障害などとの関連が示唆されています。

免疫に関わる栄養と時期は、常に母親の腸内細菌叢と関連していますが、胎児期4週程度には亜鉛、ビタミンA、C、Eが特に重要で、6週目にはビタミンD、8週目にはマグネシウム、12週にはセレン、16週目になってくるとDHAとされています。ω3脂肪酸、ビタミンB1、B6、B12などが大きく免疫と関わります。

また、口腔内や皮膚の常在菌との関連も多く報告されており、母親とのスキンシップ、動物との早期からの触れ合いなどがとても有効とされています。

※レジリエンス：人が困難や逆境の中にあっても心が折れることなく、状況に合わせて柔軟に生き延びようとする力。このことから「様々なことへの対応力」とも言えます。免疫レジリエンスは、免疫の対応力のこと。

## 腸内環境を整える

私たちの体は、常に外界にさらされています。

消化器官は、口から始まって食道、胃、十二指腸、小腸（空腸・回腸）、大腸、直腸、肛門までは、体のなかにあって、実は外部にさらされています。ちょうど「ちくわ」の穴の部分のようなものです。そのため、異物や毒が簡単に体内に入ってこないように、この穴の内側の膜で食い止めるための免疫力をもっています。全身のリンパ節（リンパ球がたくさんあるところ）の7〜8割が、腸の周囲にあるのです。

免疫をつかさどるリンパ球は腸に集中しているので、腸の環境が悪いと、当然リンパ球の働きも悪くなります。また、リンパ球は温かいと活動性が良くなります。したがって、腸が冷えているとリンパ球の働きが悪くなります。さらに、腸のなかにはたくさんのリンパ球が集まっている場所（パイエル板）があり、腸に入ってくるいろいろなものから刺激されて、免疫力を高めてくれます。この組織は、赤ちゃんの未熟な状態から大人と同レベルにまで成熟させてくれるのに一役買っています。

しっかりとした免疫力をつけるためには、あまり清潔にしすぎてはいけません。この世の中、一つの生命体だけで生きていくことは不可能です。多種多様な生物が共生することで〝免疫力〟ができているのです。この免疫力によって、有害かそうでないかを見分けたり、病原物質や細菌を体からブロックしたり、寛容したりすることができるのです。

殺菌や滅菌によって清潔にしすぎることは、本来備えている免疫力を育てることができなくなってしまい、アレルギー疾患や感染症、自己免疫疾患などを引き起こすことにつながっていくのです。

したがって、おっぱいをあげるときも、清潔にするためにおっぱいの周辺を市販の消毒綿花でふき取ったり、哺乳ビンを煮沸もしくは消毒液につけて殺菌したり、赤ちゃんに触れるときには洗剤で手を洗わせる、など過剰にする必要はないのです。

正常なマウスを無菌状態の環境下で育てる、という実験があります。無菌環境下では、少しずつ起こるはずの軽い感染の機会がないので、外界から体を守る必要がなくなり、その守る機能をつくる必要性も能力も低くなります。その結果、細胞性の免疫反応が起こらないなどの現象が認められたのです。同時に、炎症を抑える機能も発達せず、すぐに死んでしまいました。次に、同様のマウスに徐々に菌を与えると、だんだん免疫機能が強くなってくるという結果が得られ、その後、抗炎症反応もきちんと認められるようになりました。

年齢に合わせてたくさんの人やものと触れ合い、いろいろなものを舐めたり、口にしたりすることによって、異物を認識し軽い炎症などを起こすことで、腸内細菌叢がバランス良く育ち、正常な免疫システムへと成長するのです。

微生物との早めの接触が、かえってアトピーや自己免疫疾患の発症を抑えるとの報告もあります。善玉菌をたくさん摂り、腸内環境を整え、適度に細菌に触れ、反応を起こすことで免疫力がつき、感染にも強くなり、そして重症化しないようになるのです。

昨今の滅菌、アルコール消毒、除ウイルスの考え方は、将来的には免疫応答を狂わせてしまう可能性が高いのです。

腸内には多くの生物（細菌、ウイルス、寄生虫など）が住んでいて、1000種類以上、数は100兆個などといわれています。人の細胞が40兆個程度なので、いかに多いかがわかります。これらを腸内細菌叢と言います。

近年、遺伝子検査によりこの状態が徐々に解明されてきました。

この腸内細菌叢と多くの疾患との関連が、次々と報告されています。腸内細菌叢形成に大きく関わる因子として、以下の3つがあります。

Ⓐ胎内…胎盤の状態、母親の腸内環境による羊水の状態（母親の腸内環境は「体重」「食事」「感染症などで抗生物質を飲む機会や化学物質などにさらされる可能性」などにより左右される）

Ⓑ出生時…どのような出産か（経膣分娩か、帝王切開か）、出産年齢
Ⓒ産後（乳児）…母乳か人工乳か、生活場所、生活様式、家族の状態、母親の食事、離乳食

腸内細菌叢により、肥満や糖尿病などの代謝疾患、過敏性腸症候群や潰瘍性大腸炎・クローン病などの腸疾患、喘息やアレルギーなどの免疫系の疾患発症の有無が決まります。

栄養や腸内細菌叢へのサポートとして、①色とりどりのさまざまな果物や野菜を取り入れる、②ハーブやスパイスを利用する、③ホールフードといって、皮ごと、頭から尻尾までその食べ物のすべてをいただく（もちろん毒をもっているところは食べてはいけません。たとえば、種やふぐの卵巣など）、④発酵食品を重視する、など量より質を大切に考えましょう。そしてよく体を動かし、外に出る時間をつくり、深呼吸して、ストレスケアを行い、睡眠をしっかりとる。

当たり前ですが、なかなかできないことであっても継続すべきなのです。

## 粘膜の状態を改良して異物の侵入を防ぐ

今、改めて重要視されているのが粘膜免疫です。

粘膜は、体の中では体腔にあって外と中に面しているので、さまざまなものを吸収し、粘液などを分泌します。鼻の中や口の中、唇も粘膜ですが、胃腸、肛門、膣などの表面にも存在します。

栄養などを吸収する役割を果たすので、皮膚よりもさまざまなものを通しやすい特徴があります。しかし、体腔とは体の外に面しているので、感染源や異物と接する場所でもあるのです。そのため、何でも簡単に通すわけにはいきません。ただ、何も通さないようにはできないので、必要なものと不要なものを選別する機能をもっているのです。

たとえば、大きさでの分別はわかりやすいと思います。

そのほかに、前述の腸内細菌叢などの微生物によって異物を分解してくれたり、消化を助けてくれたり、感染源を入れないようにしてくれています。

さらに、粘膜から分泌されるムチンなどを含む粘液の中に、多くの免疫物質が存在しています。粘液自体は粘性をもっていて、物理的に異物を入りにくくしてくれたり、栄養となる食べ物をツルンと通りやすくしてくれたり、酵素を含み分解、代謝を助けてくれます。

**特に重要な粘膜免疫のバリアーは、分泌性のIgA抗体です。**

細菌やウイルスなどの病原体は、まず眼、鼻、口、胃腸などの粘膜から体内に入ってこようとするので、この粘膜免疫は病原体や異物などの抗原の最初の関門なのです。

小腸にある、パイエル板というリンパ球が多く存在する場所にあるBリンパ球が、一度入った病原体や抗原から学び、IgA抗体をつくるのですが、粘膜表面を守ってくれます。そしてこのIgAは、口腔内や気管支などの粘膜でもつくられています。

**IgAの数値は、環境要因だけではなく、年齢による影響が大きいです。**20代から30代をピークに加齢とともに低下し、80歳以上の唾液中のIgAは、20代から30代に比べて半分以下という研究結果もあります。疲労やストレスでも減少しますが、もう一つ興味深いデータとして、欧米人はこのIgA欠損症が7人に1人もいるそうなのです。日本人は2万人に1人程度です。**米を主食とする国はこの欠損症の頻度が少なく、小麦などが主食の国は多い**という傾向があります。

唾液中のIgAが多い人は、**風邪やインフルエンザなどのウイルス感染が少なく、重症化も少ない**ことがわかっています。

# 第5章

# 栄養素と食品を知る

## 病気にならない体をつくる三大栄養素

三大栄養素とは、タンパク質、脂質、炭水化物のことをいいます。

タンパク質とは、私たちの体の血となり肉となり、体の構成成分や機能をつかさどる酵素や神経伝達物質などの原料となる重要な栄養です。具体的には、肉、魚、卵、豆類、乳製品に多く含まれています。

タンパク質は、そのまま吸収されるのではなく、口で咀嚼され砕かれ、胃酸で活性化されたタンパク分解酵素によってペプチドになり、さらに膵臓からの酵素でアミノ酸へ分解されていきます。ですから、各臓器、歯、胃、小腸、膵臓などが健康でないと消化、吸収できないのです。酵素を阻害するような化学物質を含まないもの、抗生物質や遺伝子組み換え作物をエサにしてないもの、ダイオキシンなどが少ない食品を選びたいものです。

アレルギーの抗原にもなりやすいので、反応を起こしやすく未消化物をつくりやすい乳製品は、タンパク質のなかでもあまりおすすめしません。

餌にこだわった肉や卵、天然ものの魚、自然農法からの豆類を選びましょう。

脂質は飽和脂肪酸、不飽和脂肪酸（ω6、ω3、ω9脂肪酸）をバランス良く取り入れたいですね。今はリノール酸を多く含む植物油といわれるものや、大豆油、キャノーラ油などが多く利用され､外食や惣菜はこれらで調理されることが多いです。しかしこれらは、酸化するとトランス脂肪酸を多く含んだり、活性酸素のもとになる過酸化物を含むことが多く、炎症の原因となります。不飽和脂肪酸のω6脂肪酸は、意識して摂らなくても多く口にしていることになっています。

飽和脂肪酸は、肉類などに含まれていて、あまり酸化はしないので肉類から自然にいれていけばいいのですが、ω3脂肪酸は意識して摂りましょう。

子どもは、脳がどんどん発達している時期です。脳の神経細胞はほぼ膜でできており、その膜の主な原材料は脂質です。そのため、原材料の脂肪酸を良いものにすることで炎症が抑えられ、脳が発達してきます。ω3脂肪酸はEPA、DHAともいわれ、魚の脂に多く含まれることが知られていますが、養殖の魚は餌にはω6系の脂肪酸が入っているので、脂質も変わります。

できるだけ天然ものを選びましょう。ただし、大型の魚はダイオキシンや重金属が蓄積していることが多いので、できれば秋刀魚《さんま》や鯵《あじ》、鰯《いわし》などの小型から中型の青魚を多く食べてほしいです。もちろん川魚の鮎《あゆ》やしらす、めばるや小鰭《こはだ》なども良い魚です。

そして、ω9系のオレイン酸も良い油です。これがバランス良く入っている米油やオリーブオイルなどを、料理に使ってください。一価不飽和脂肪酸なので、ω6やω3よりも酸化はしにくく加熱にも向いています。ごま油やギーバター、発酵バターなどもおすすめです。

**炭水化物は、エネルギーになるので発育に必要**です。精製していないものがよいのですが、玄米などは消化に負担がかかるので分づき米（完全に精白せずにぬかが少し残っている）や雑穀米が食べやすいです。そのほか十割そばや芋類などもいいですね。

炭水化物で注意すべきなのは、甘いもの（有害物質に記載）、小麦製品でしょう。小麦製品はグルテンが未消化になりやすく、ゾヌリンなどの腸の透過性をあげ、炎症を引き起こしやすくします。また、麺になると噛まない、パンなどの焼き物には添加物や砂糖も含まれるなどの問題があり、あまりおすすめしていません。

もちろん、楽しく食べられて、質のいいものを時々摂ることには問題ありません。

## 病気にならない体をつくる微量栄養素

私たちの酵素の構造を維持して、活性を高めるために欠かせない栄養素が、ビタミン、ミネラルなどの微量栄養素です。

ビタミンには、水溶性と脂溶性があります。

### ○脂溶性ビタミン

これらの吸収を上げたいときは、脂質を上手に消化吸収できなければなりません。胃酸でのリパーゼの活性、肝臓、胆嚢、膵臓の機能が重要です。また、油抜きダイエットや脂肪を異常に控えたり、ベジタリアンの方は不足しやすい栄養素となります。

**ビタミンA**

体内ではレチノール、レチナール、レチノイン酸の3種の形に変わり活動します。多くは肝臓や卵の黄身に多く含まれるのですが、そのうち体内で変化するプロビタミンAは、植物性食品に入っています。これらはカロチンなどとしてよく知られており、抗酸化作用をもちます。

ビタミンAは視力に関連します。網膜、角膜、結膜にとって大事な役割をはたします。

そして、粘膜免疫の重要性を先述しましたが、そこでも重要な役目を担っています。皮膚や粘膜を正常に保つ働きをし、外部からの異物や病原体から身を守り、肌の乾燥も防いでくれます。成長にも欠かせない栄養素で、細胞分裂、分化に使われます。

骨にも関わるので、子どもには大事なものです。

鶏・豚・あんこうのレバー、鮎、海苔《のり》、ほたるいか、うなぎ、人参、穴子、モロヘイヤ、卵黄などに多く含まれています。

**ビタミンD**

カルシウムの吸収や骨の形成を助けてくれ、ホルモン分泌調整や粘膜の丈夫さ、神経伝達物質の生成に関わります。

抗がん、抗アレルギー、感染症予防効果があり、ミネラル吸収、骨粗鬆症やくる病予防には必須のビタミンです。皮膚で日光を浴びることからも生成されるので、冬場に日差しが少なくなると、減ってくる傾向にあります。意識的に食品から摂ってもらいたいものです。

多く含む食品にはきくらげ、鰹《かつお》、あんこうの肝、しらす、鮭《さけ》、卵黄があります。

**ビタミンE**

α、β、γ、δトコフェノール、トコトリエノールの総称で、抗酸化作用があるとされています。単独より他の抗酸化物とともに摂るのがおすすめ（たとえばビタミンC）です。ビタミンEを多く含むものには、緑茶、ひまわり油、アーモンド、米ぬか油、鮎、ヘーゼルナッツなどがあります。

**ビタミンK**

血液の固まりやすさに関わり、骨の形成を助けてくれます。ビタミンDとともに摂ることがすすめられます。腸内細菌によってつくられるため、良い腸内細菌を持つことが大事です。

食べ物は主にK1を含んでいるものが多く、緑茶、藻類、ケール、パセリなど。

## ○水溶性ビタミン

水に溶けるため、ためておくことが難しく定期的に摂りたいものです。

加熱処理すると壊れやすく、また煮汁に出てしまいますので、ゆでた汁をそのままいただくのもコツです。

フレッシュな野菜や果物をそのままと、加熱した汁を飲むのがいいでしょう。

**ビタミンB群**（8種類の総称、B1、B2、B3ナイアシン、B5パントテン酸、B6、B12、葉酸、ビオチン）

B1はエネルギーをつくるのにとても大事で、未精製穀物、豚肉、ごまなどに多く含まれています。B2はエネルギー代謝、甲状腺ホルモン代謝、メチレーション回路※にとって重要です。成長や皮膚粘膜のためにも大事な栄養素なので、不足していることにより口内炎になることで有名。多く含まれる食べ物は鮭、豚、レバー、海苔など。

B3ナイアシンは、NADやNADPとなりエネルギー代謝に関わります。まいたけ、鱈《たら》、鰹、米ぬか、酵母などには豊富に含まれています。

B5パントテン酸もエネルギー生成に必要で、副腎の働きを助けます。鶏、しいたけ、豚などのレバー、酵母に多く含まれます。

B6はタンパク質の代謝、神経伝達物質をつくり、ホルモンの代謝調整、ホモシステインの代謝に影響し、神経や脳の発達、気分の安定、睡眠、皮膚や免疫力、貧血に関連します。多く含まれる食品はナッツ類、肉類、米ぬか、にんにく、パセリ、酵母、小麦胚芽、バジルなどです。

葉酸は、DNA合成やメチレーション回路には必須のため、妊娠期や生後間もない頃も常に子どもにとっては重要なビタミンです。神経伝達物質にも関係するので、脳、神経の発達、精神的な安定や集中、筋肉や脂肪の合成、解毒などに必要です。緑黄色野菜、豆類、酵母、海苔、レバーに多く含まれます。

B12は赤血球の成長を助け、メチレーション回路とDNA合成に関わります。微生物以外では合成されないため、植物性食品にはほとんど含まれず、菜食主義の方は不足する傾向にあります。また胃酸分泌の少ない方や胃を切除した方、小腸から吸収不全のある方は不足しますので補充が必要となります。多く含まれるのは鮭、鱒《ます》、しじみ、あさり、海苔、鰯、牛・鶏のレバーなど。

ビオチンはタンパク、脂質、糖質の代謝を助け、アミノ酸や脂肪酸の合成にも関与します。レバーや豆類、穀物、卵黄などに多く含まれています。

**ビタミンC**

抗酸化作用を持ち免疫力を整え、皮膚のコラーゲンをつくり、多くの酵素を活性化します。緑黄色野菜や果物に含まれます。特にアセロラ、煎茶、赤ピーマンには多いです。

## ○ミネラル

解毒、構成要素や酵素活性としても、大変重要な働きをします。ここでは主な5種類をあげます。

**マグネシウム**

体内にある300種類以上の酵素を助けてくれます。ATPといわれるエネルギーをつくり、歯や骨の形成、神経伝達物質の生成、神経の興奮を抑え、タンパク質の合成、筋肉の弛緩、血圧や体温の調整をする機能があります。海藻類、魚介類、穀物、野菜、豆類、にがりなど多くのものに含まれていますが、ミネラルは吸収が難しいのが難点です。そのため、普段から気をつけて摂るようにします。特にマグネシウムは、サプリメントなどで摂ると下痢をすることがあるため、食品からやさしく摂取したり、にがりやバスソルトで皮膚からの吸収をあげたりするなどの工夫が必要です。

**亜鉛**

３００種類以上の酵素の補因子で活性酸素を除去、タンパクや脂質の代謝に関連、インスリンの分泌、甲状腺ホルモン代謝など多くの体の代謝に関わっています。魚介類、肉類、藻類、野菜類、ナッツなどに多く含まれており、特に牡蠣が有名ですが、やはり吸収が難しいので、意識して摂取する必要があります。

**カルシウム**

骨や歯の構成成分として有名ですが、そのほか細胞分裂、筋肉収縮、神経興奮の抑制、血液凝固作用を助けたりする働きがあります。魚介類、藻類、乳製品、豆類、ナッツ類、野菜に多く含まれます。

カルシウムをサプリメントなどで摂りすぎると、血管の石灰化が心配です。また、ビタミンDと一緒に摂ると、高カルシウムから腎臓に問題を起こすことがあります。なるべくサプリメントからではなく、食品から摂るようにしましょう。

## 鉄

赤血球のヘモグロビンにとって、大事な構成要素です。不足すると鉄欠乏性の貧血となります。そのほか神経伝達物質、コラーゲンなど関節や皮膚にとっても重要です。肉類、魚介類、海藻類、野菜、豆類に多く含まれます。動物性食品に多く含まれる有機鉄は、吸収されやすいといわれています。

## ヨウ素

甲状腺ホルモンの主成分で、成長やタンパク、脂質合成に関連します。多くは海藻類に含まれています。

そのほかにもセレン、ケイ素、銅、クロムなど、重要なミネラルはたくさんあります。

※メチレーション回路：あらゆる細胞の中に存在するメチル基を代謝する回路で、DNA、RNAの合成や神経伝達物質の生成、分解、筋肉や脂質の合成解毒、エネルギー産生ホルモン分解や発がんにも関わるとされる。

## そのほかの栄養素（ファイトケミカル、食物繊維など）

多くの食べ物が、活性酸素を除去する抗酸化物質や抗炎症物質、自然の抗生物質様の成分やエネルギー、免疫を整え、成長を促す物質、消化を助け、腸内環境を改善するものなどを含んでいます。

さまざまな野菜・果物に含まれる食物繊維は、腸内細菌叢の餌になり、善玉菌を増やし、便の量を増やし、血糖を急激にあげず、胆汁酸の有害性を調整してくれます。ベリー類のルテインやビルベリー、オリーブ葉エキスやびわ葉のポリフェノール類、梅に含まれるクエン酸や短鎖脂肪酸、加熱してエキスにしたときのムフメラール、ニンニクのアリシン、ハーブ類には多くの効能があります。

自然の食べ物は、時に私たちの薬となってくれます。これらを利用することにより、私たちは食で健康を保つことができるのです。

# 第6章

# 季節に合った食事が健康な体をつくる

## 陰陽五行説──陰と陽

「具体的にどのような物を摂ったらいいのか」を紹介する前に、「どのような食べ方をすればよいのか」について説明します。

私たち人間は自然の一部です。その影響を受け、人体の構造もすべて自然界と連動しています。

前述したように、私たちは、腸内細菌叢をはじめ口腔内や皮膚、膣など体内に多くの微生物を有し、共に生活をしています。さらに、太陽の光により多くの恩恵や影響を受けているのは周知の事実です。

皆さんは、人の体内時計は25時間だと聞いたことがないでしょうか。

ある研究によれば、時計のない部屋で好きな時間に起床し、就寝するなどして過ごすと、ほとんどの人が1日のリズムを25時間で周期をする生活になるそうです。

これは、人が、太陽の光を浴びない状況だと月のリズムになるからです。

月のリズムを知るためには、潮の満ち引きを見るとわかりやすいと思います。

地球の自転によって、月の引力の周期的な増減が引き起こされるのですが、干潮と満潮が月の出入りとともに行われ、この周期は24時間よりも50分長い24・8時間だというのです。

海に生息する生物たちは、このリズムにのっとって生きています。ただ、海辺に近くなればなるほど太陽の影響、1日24時間の影響が大きくなるようです。つまり「太陰日」と「太陽日」の2種類のリズムの支配下に置かれているのです。

このように陰・陽のリズムは生物の中にも生きているのですが、胎児の成長図（19ページ）を見ればわかるように、人類も魚類の特質をもっている可能性があっても当然だと思います。

紀元前からの中国の思想で、唐の時代に日本にもたらされた「陰陽五行説」があります。「天人相応」という、人が自然環境や気候の変化と密接かつ不可分の関係にあり、自然界のあらゆる変化は直接的、間接的に人に影響をおよぼし、天道（自然環境）と人道（人体）が相応するという考えです。

陰陽説とは、「世の中すべてのものは陰と陽に分かれる」というものです。

天日に立てた竿でできる影からつくられた、天文実測図をもとにした有名な絵があります（次ページ右）。

これは、何事にも日向と影があり、あらゆる現象に正・反の両面が存在するということ

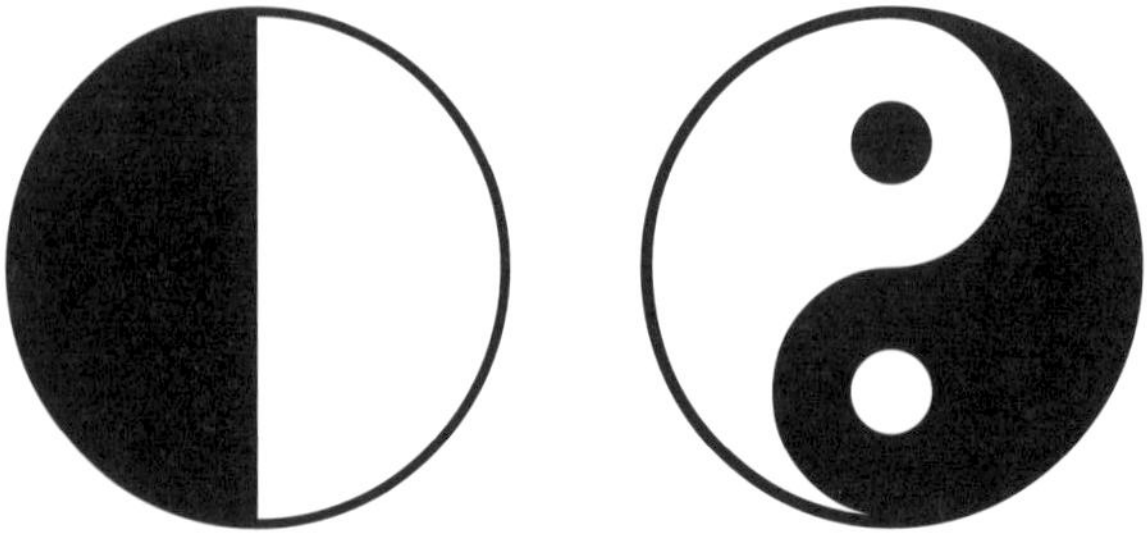

陰陽太極図



を表現しているのです。

男と女、太陽と月、求心力と遠心力、融合と分裂など、それぞれ互いに対立する属性を持っているとされます。

2つの図の陰陽をよく見てください。

左の図のように、きれいに光と影と分かれることはまずありません。

極限にいくと緩やかに混ざり合い、影か光かわからないところにいきあたります。決して固定されているのではありません。

また、光の中の小さな陰や、陰の中の光にも気がつくと思います。陽中の陰や、陰中の陽が存在します。

このように世の中のものすべてが、きちんと分かれるわけではないのです。多くのものがお互いに影響し合いながら二極存在するといいます。

季節も同じなのです。極端な状態で2つに分けると、一日のうちで太陽が出ている時間が最も長いときと、月に面する時間が最も長いとき、二至（夏至陽・冬至陰）に分かれます。そして、一年の中で昼と夜の時間がほぼ等しくなる二分（春分と秋分）に分けられるのです。

それぞれの始まりは、四立（立春、立夏、立秋、立冬）とよばれ、四季が存在します。四季には分かれ目が存在し、それが節分といわれるのです。だから節分は2月だけではありません。年4回存在するのです。

自然には太陽の降り注ぐ角度、長さ、風の方向によって季節・気候の変化があります。**温度差、気圧、湿度の変化に対応していかないといけないのです。**太陽の光、潮の満ち引きなどにも影響を受けることを考えると、私たちの体は宇宙の要素と深く関わっているのです。

一部の生物は、これらの変化に対応できないため、冬眠や休眠を行います。実は人も、このような対応に十分応じられないのは当たり前なのです。

**四季折々に合わせて体や仕事の休息を持つべく戒め、旬の食材を摂ることで体を守ろうとする、私たち人間の長い生活の知恵を**思うのです。

自然は、病気やストレスに強い体、病気になりにくい体をつくるヒントをたくさん与えてくれています。

時季のずれ、幅のずれを調整すべく体を整えストレスを減らし、胃腸を整え、必要な栄養を入れ、体から不要なものを出し、体内リズムを整える……。

科学的にも、人の体に季節が存在することがわかってきています。

アメリカ・カリフォルニア州での研究データによれば、晩春にアレルギーへ関与する炎症性バイオマーカーや、関節リウマチなどに関連する分子が上昇したとのこと。血糖が上がりやすく、睡眠—覚醒サイクルに重要な遺伝子の発現レベルも上がっていました。また、初冬にはウイルス感染の防御に役立つ分子や、ニキビの発生に関与する分子の増加がピークにありました。この研究で調べられた100以上の分子に季節の有意差があり、さらに私たちが持っている微生物の増減も季節で変わることがわかったのです。

一年の四季は、これらの変わり目などを取り入れ、さらに陰陽の観点から、6つずつの節気（二十四節気）が割り当てられています。

節気に合った食事をすることによって、体を自然と連動させることができるのです。ビタミンやミネラルなどの栄養素は分子のレベルですが、実は環境との共存はそれ以下のレベルにまで関連します。

暖かさ、寒さ、光、音、湿度、気圧、味、匂い、視覚などそれぞれが周波数を持った変化だとお気づきになると思います。

# 陰陽五行説──五行の概念

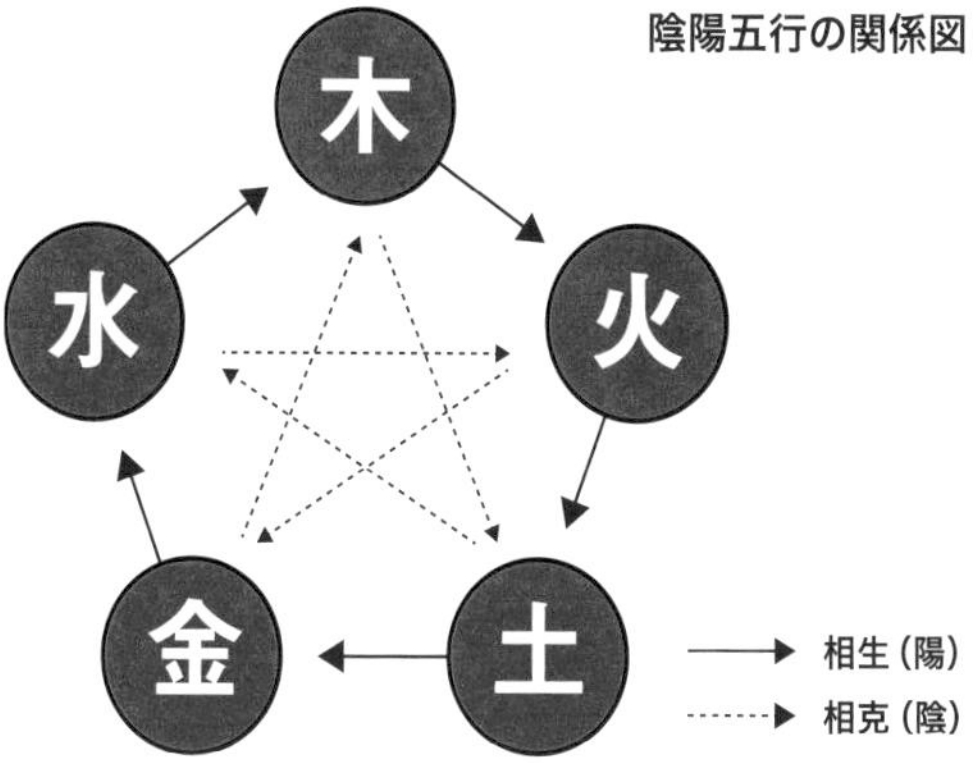


五行説という概念は「万物は5種類の要素（木・火・土・金・水）からなる」という説で、互いに影響を与え合い、助け合ったり抑えたりし、その生滅盛衰によって天地万物が変化し、循環するという考えです。

人の生理活動は物質を基礎にしていて、さらにこれらの物質は、運動がなければ効能を生み出せないのです。

一方、五行は5つの星の運行を示すものとする説もあり、これに太陽（日）と月を合わせて、月・火・水・木・金・土・日の週7日としています。

この五行説に季節をあてはめていくと、次のようになります。

四季は春夏秋冬ですが、これに長夏という季節を加え、5つに分けています。春は風、夏は熱、秋は燥、冬は寒、そして長夏は湿となり、気候の特徴をとらえています。

**木**

草木が芽を出し、万物が生じる時季で、成長して加速するときです。季節は春を象徴します。木は曲がりながらも上へ上へと伸びます。「火」を起こし燃料となるので助けになり相生の関係、「土」の栄養を奪うので相剋となります。春は、今まで抑えていた動きを活発にする季節で排泄を促すとき、無理をすると肝に負担がかかるとされています。

**火**

火が燃えている様で木からさらに拡張し、勢いがもっともあるときです。季節は夏で、燃えた灰が「土」に栄養を与えるので助けになり、「金」（金属）を溶かし、形をコントロールすることができるので「金」を抑制します。動きもさらに活発になり、暑さもピークを迎え、無理をすると心に負担をかける時季です。

**土**

万物を育てる母なる大地を示し、四季すべてに関わります。いうなれば「土用」（季節の変わり目の時季）です。

「金」は土からとれるため助けになり、「水」の流れを堤防などでせき止めるので抑制します。この時季の負担となる気候は「湿」です。胃腸と「脾」に負担をかけます。

**金**

金属の硬さや鋭さを表し、季節は秋の収穫を意味します。
「土」は土が凝縮され純化されてできるので相生の関係、「木」を切り倒す斧などは金属でできているので相剋関係とされます。「乾燥」する季節のため、気道に負担をかけます。「肺」に注意しないといけないときでもあります。

**水**

生命の根源で、植物でいうと種、地の中にあり万物を生み出す源となります。
上から下へ流れていく、冷やすということと関連し、季節は冬です。岩石の割れ目や地層の隙間に地下水があるため「金」が相生、「火」を消すため相剋となります。「寒」さが体に負担をかけます。そのため寒さに弱い「腎」に注意が必要な時季とされます。

## 五行色体表

| 五行 | 五時 | 五方 | 五色 | 五臓 | 五腑 | 五官 | 五主 | 五華 | 五味 |
|---|---|---|---|---|---|---|---|---|---|
| 木 | 春 | 東 | 青 | 肝 | 胆嚢 | 目 | 筋 | 爪 | 酸 |
| 火 | 夏 | 南 | 赤 | 心 | 小腸 | 舌 | 血脈 | 面色 | 苦 |
| 土 | 長夏 | 中 | 黄 | 脾 | 胃 | 口 | 肌肉 | 唇 | 甘 |
| 金 | 秋 | 西 | 白 | 肺 | 大腸 | 鼻 | 皮膚 | 毛 | 辛 |
| 水 | 冬 | 北 | 黒 | 腎 | 膀胱 | 耳 | 骨髄 | 髪 | 鹹 |



○この世のあらゆるものは木、火、土、金、水にあてはめられ、互いに助け合ったり、抑制し合ったりする運動法則があるとされています。

○それぞれに象徴する季節や方角、自然現象、臓器や器官があるとされ、これを「五行色体表」としています。

○ここに色味も存在し、それぞれの季節にとったほうがいい色や味がわかり、食べ物を選択するときのヒントになります。

## 陰陽五行のバランスを整える

病気や症状は、正気（自分の内側からの気）と邪気（外からの気、有害物質、内因性のものも含めて）との闘争の過程です。そのため、持ちつ持たれつの陰陽と四季の変化が万物の生長、収蔵という発展法則の根本で、これに従うと健康、長寿でいられるという教えなのです。これら陰陽五行説は、人が自然とともに生きるための大きなヒントを与えてくれています。

私たちの体は、季節の変わり目や変化、気圧の変動に対応していかなければなりません。日照時間のほか、特に気圧によって体調の変化を感じる人も多いと思います。

日本で長期的に存在する停滞前線は、異なる性質の寒気団と暖気団が交差して停滞するところのことです。

菜種梅雨（なたねづゆ）3月中頃から4月にかけて降る春の長雨

梅雨前線（ばいうぜんせん）5月、7月のいわゆる梅雨

秋雨前線（あきさめぜんせん）9月中旬から10月中旬にかけて降る秋の長雨

山茶花梅雨（さざんかつゆ）11月下旬から12月上旬にかけて降る連続した雨

さらに台風なども、体への影響が大きいものです。

たとえば、腎は冬の冷えに弱く、おそれを伴うストレスが重なる、あるいは塩分の摂りすぎで不調をきたす原因になります。

ですので、冬は特に腎を守ってあげるように暖かくして、ストレスを抱えすぎないようにすることが大切。そして、塩分を摂りすぎないよう気をつけることで、病気になりにくくなるのです。腎に負担がかかれば心にも影響しますし、寒さの中、心筋梗塞などの疾患が増えてしまいます。なお、ここでいう「腎」は、内臓の名前の腎臓ではありません。腎臓に加え、生殖器の働きや副腎、成長に関する機能も腎といい、役割から機能の意味まで、広く含んだものです。

このように、陰陽五行のバランスが乱れると心身の不調をきたしやすいため、気をつけることが必要です。

乱れたら、そのバランスを整えることで健康でいられるのです。

## 薬膳の基本を知る

薬膳料理とは、本来このように陰陽五行説を取り入れて、季節に沿った食事をすることで健康を保つためのものです。生薬や漢方、変わった食材ばかりを使った料理というわけではありません。

薬食同源といわれるように、一般的な食材として私たちが口にする機会のある生姜、小豆、山芋などはすべて生薬でもあります。

このような食材を用いて、日常生活を送るなかで病気にならないようにすることを、食養生というのです。

旬の食材は、栄養学的にもその季節に必要なもの、適しているものが多く、栄養学や西洋医学を学べば学ぶほど、先人の知恵や自然の恵みに驚かされます。

それぞれの食材には作用があります。

**五味とは「酸味」「苦味」「甘味」「辛味」「鹹味（塩味）」のことを指します。五気の性質には「熱」「温」「平」「涼」「寒」があります。**

たとえば、味の成分として苦みや酸味を伴うと唾液、胃液、胆汁の分泌を上げ、消化や解毒を助けてくれます。さらに、香りなどで気をめぐらせてくれるなど、一つの「有機体」として食材を捉えることで、栄養成分以上の働きをするのが、薬膳のすばらしさです。各物質や臓器の相互作用、肉体と精神のバランスが大事だと考えるのです。左の図にあるように、ある食材は体を温め、またあるものは潤し、気力を補ってくれる、解毒や排泄を助けるなどの役割をするのです。

すべて栄養学的に説明するのは難しいのですが、体を温める食材は、代謝酵素の材料となったり、カルニチンなどのミトコンドリアを活性化してくれる栄養素が含まれていたりします。

また、潤すものはビタミンAやDなどの粘膜を丈夫にしたり、ムチンなどの粘液の成分を含んでいたりするものが多くみられます。

そして、気力を補うものなどは、ファイトケミカルや抗酸化物質を含んでいるものなどがあるのです。葉酸やビタミンB12などは解毒をしますし、食物繊維や硫黄成分による排泄を促してくれる成分を含む食材もあります。

西洋医学は人体を一つ一つの臓器に分けますが、このように細かく栄養成分を分析することだけで説明できないのが、薬膳食材そのものの特徴です。

## 五味の食効

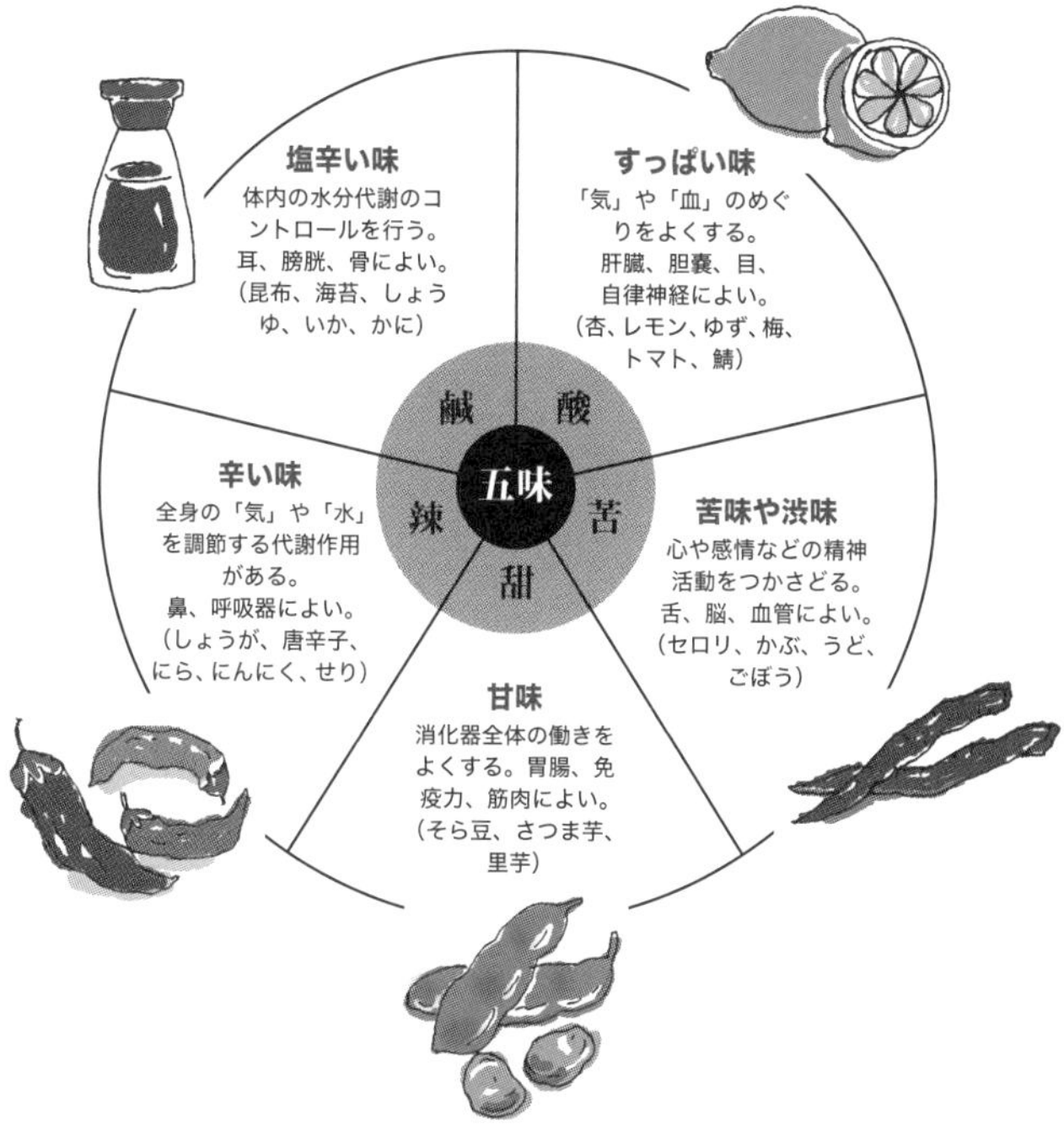
五味
鹹
酸
苦
甘
辣
塩辛い味
体内の水分代謝のコントロールを行う。
耳、膀胱、骨によい。
（昆布、海苔、しょうゆ、いか、かに）
すっぱい味
「気」や「血」のめぐりをよくする。
肝臓、胆嚢、目、自律神経によい。
（杏、レモン、ゆず、梅、トマト、鯖）
辛い味
全身の「気」や「水」を調節する代謝作用がある。
鼻、呼吸器によい。
（しょうが、唐辛子、にら、にんにく、せり）
苦味や渋味
心や感情などの精神活動をつかさどる。
舌、脳、血管によい。
（セロリ、かぶ、うど、ごぼう）
甘味
消化器全体の働きをよくする。胃腸、免疫力、筋肉によい。
（そら豆、さつま芋、里芋）

## 季節に合った食材と食事で健康な体をつくる

スーパーマーケットに行き、食材を無造作に選ぶのではなく、食材が私たちの心身にどのように影響するのかを少しでも理解し、それを生かすようなものを選択できれば、それが薬膳の第一歩です。

サラダをつくろうと思えば、今は一年中きゅうり、トマト、レタスが買えます。ハウス栽培のおかげで、季節に関わらず必要な野菜はほとんど手に入ります。

しかし、農産物には旬があります。それは、その時季に合った、私たちにとって必要な栄養素を豊富に含んでいるものなのです。

たとえば、冬には白菜や大根を使ったサラダや酢の物、温野菜を取り入れたものにしたり、秋には人参のスライスにきのこのソテーしたものをのせたりします。夏以外はきゅうり、トマトを買わないようにすることも一つです。

旬の野菜は、その時季の気候条件に適していて強いため、無理な農薬を使う必要がありません。また、地産地消を目指せば輸送にもコストがかかりません。そのため、安く食材を手に入れることもできるのです。

本来、人は体がほしがる食品を摂るようにしていれば、健全でいられるのです。事実、動物は、この「体がほしがる食品」を感じとるセンサーをもっていました。しかし、現代の化学調味料による刺激、濃い味、たっぷりの甘味料などによってセンサーが衰え、ほしい食品が必要な食品ではなくなってきているのです。

体がほしがる食品を摂るということは、その季節に必要な栄養素に加え、大地や海のエネルギーを吸い取り、太陽のエネルギーを浴びて、自然界の気が凝縮した食べ物に含まれる「気」をいただくことにより「生命力」がつくということなのです。

もう一度旬を見直して、季節に合った食事を摂るようにしましょう。

**薬膳だから、と難しい薬草や高い食材を使う必要はありません。身近にある季節の野菜や旬の魚介類などを使って「体がほしがる・必要な食品」を摂るのです。**

そして、私自身は消化のしやすさを重視しています。

野菜や果物はなるべく生も取り入れ、食物酵素を生かすことが大事だと考えています。ただし、冷えた生野菜や、甘みが強い果物を摂ることはおすすめしません。常温の野菜やなるべく品種改良されていない旬の果物を摂るようにしてください。すりおろしたり、酢の物にして食べたりすることを推奨しています。冷蔵庫から出して時間がない場合は、お湯で洗うと冷性が少し改善します。温かい汁物にしたり、ショウガなどを使うのもおすすめです。

酵素たっぷりの食材は、体の代謝を上げるので、芯からの冷え性を改善しやすくします。生の野菜を、少量でもいいので必ず何かに取り入れるといいでしょう。

肉類（鶏、豚、牛）、卵は通年性です。

ただし、羊の肉は体を温めるので、夏に摂りすぎるのは注意するようにとされています。これは、カルニチンなどが非常に多く含まれているためだと考えます。タンパク質補給のために骨からだし汁をとったり、味噌汁に具材として入れたり、工夫して年中取り入れてみてください。

## 自分に合った食事療法を見つける

人は一人一人違います。食事療法にも、いろいろなものが推奨されています。

たとえば、菜食主義にも玄米菜食、ホールフード、ビーガンなどさまざまなタイプがあります。糖質制限食、ケトン体食、グルテンフリー・カゼインフリー食、FODMAP、ヒスタミンダイエットなどです。

それにより体調が良くなった人、あまり変わらない人、かえって悪化した人などそれぞれですね。

これは当たり前だと思います。

人によって体質が違い、同じ食療法でも方法が違い、地域が違います。

同じ日本人でも、農耕民族と狩猟民族の祖先が存在しますし、海辺で長年生活した人と山で生活した人によって消化能力、腸内環境も違うのです。

年齢、性別、運動量、体質が違えば必要なもの、消化できるものは変わってきます。

そのため、同じ食材でも合う人と合わない人がいるのです。

生薬だからといって、すべての人の体にいいものをもたらすわけではありません。

ですので、この本ではしっかりと栄養が吸収されやすいような調理法で、基本的に誰でも体に入れやすいものを紹介しています。手に入りやすい野菜などを使い、少しの生薬やスーパーフードなども取り入れています。

調理者が病気を患っていたり、時間がない場合には、手抜きをしても簡単にできるやり方でもかまいません。

一方で、しっかりと食養生してつくりたいという方もいるでしょう。

そんな方は前日からコトコト煮込んだり、変わった食材を取り入れてみたりと、ぜひ楽しみながら料理をしてみてください。

ここでは一人一人の体質に合わせたレシピはつくれないので、酵素食をベースに、季節感のある消化のしやすいものを考えました。

体が吸収しやすいよう、スープ類やおかゆを取り入れて、質の良い脂質を摂るためにフレッシュなオイルを用いたメニューもあります。

慣れてくれば、どのメニューなら自分に合っているかを見極めて、食材を旬のものに変えてアレンジできるようになるでしょう。

## 健康な食事のために買い置きしたいもの

ミネラル、ビタミン、発酵食品、アミノ酸、良い脂肪酸を摂るために常備しておきたいものを紹介します。

まず、**調味料は良いものを選んでください。**

醤油、味噌、料理酒、みりんなどはしっかりと年単位で発酵させた、原材料もこだわったものを常用するといいです。どんな人がつくっても料理がおいしくなります。

安いものなら200円以内で買える調味料に1000円出すのは高いと感じるかもしれませんが、一食分の牛肉を買う金額を考えたら1か月以上はもつ調味料にお金を払わない理由はありません。すべての料理に使えるのですから。

米油、オリーブオイル、ごま油などを用意しておくと便利です。発酵バターやギーバターも健康的で、加熱調理には最適です。

甘みは、羅漢果、オリゴ糖、メープルシロップ、蜂蜜などを用意しておくといいですね。ただし、砂糖類も適量、少量なら使ってもかまいません。ただ、どんな料理も甘辛くすることはさけましょう。同じ砂糖でも、黒糖や質の良いキビ糖などを使用することをすすめます。

楽しみながら調理するのなら、シナモン、クコの実、松の実、乾燥ナツメ、そのほか八角やローズマリーなどのハーブやスパイスも便利です。

だし汁の材料となり、たまにはおやつにもなってくれるものとして、いりこ（煮干し）、昆布、鰹節、あご、干し椎茸などに加えて、するめや乾燥貝柱、乾燥鱈《たら》などもあると、とても助かります。

日常役に立つのは海苔、青海苔、乾燥ひじきや切り干し大根、じゃこ、納豆など。わかめも、ちょっとしたときに使えるでしょう。

余談になりますが、食器についても少しだけ。

個人的に鍋は土鍋が好きですが、ステンレスやガラスなど無害なものを用意しておくと安心。

さらに私は、韓国ドラマの「宮廷女官 チャングムの誓い」が大好きなので、その場面に出てくるような食器やスプーンなど、雰囲気のあるものを買って、日常使いをしてエンジョイしています。ぜひ参考にしてみてください。

## おかゆのすすめ

食事の主食は、米をおすすめします。

日本人の体質に合っていると思います。グルテンなどの炎症性物質を含まない上に、米には添加物が入っていません。パンは添加物が多く、砂糖やショートニングなども摂ることになりますし、高温で熱するので糖化物質も増えてしまいます。

ただし、今の日本の米はモチモチ感を求めすぎたため、血糖値を上げやすくなっています。できれば分づきにしてもらい、雑穀などを入れることでGI値が減少します。

精白米でも、ご飯として食べるとGI値は84と高いですが、おかゆは57と60を切り、高GI値には入りません。

推奨する食べ方は、おかゆです。一日の中の一食をおかゆにしてみるのはいかがでしょうか。おかゆになるとGI値が下がり、また消化も良くなります。

つくる元気や体力のない方はすでに炊けた後のご飯からつくってもいいのですが（入りがゆ）、ぜひ生米からつくってみてください。しっかりとお米の味を感じることができて、風味も良くとてもおいしいです。

## 基本のおかゆのつくり方

最初に生米を研ぎます。一度目の水は給水率が高いのでなるべく質の良い水で洗いましょう。水道水なら浄水器を通したものを使用してください。

研ぎ終わったらザルにあげます。

鍋に水を米の重さの5倍から10倍入れて、研いだ米を30分以上浸します。

私は土鍋を使用していますが、ない方はステンレス鍋でもかまいません。

水の量は、五分がゆは米1に対して水10、七分がゆは米1に対して水7、全がゆは米1に対して水5が目安。

おいしく炊ける目安は、半合のお米に対して600から700ミリリットルの水の量です。

水の代わりにだし汁を使うと、ミネラル豊富なうまみのあるおかゆになります。

火にかけます。はじめは沸騰させ、そのとき鍋底に米がつかないように混ぜます。

混ぜすぎると粘りが出るので、最初と途中一回程度にしてください。

混ぜたら弱火にして30分ほど炊くと、おいしいおかゆができあがります。

これを基本のおかゆとして、中華スープや豆乳で炊く、貝柱を入れる、味付けをする、具だくさんにするなどでアレンジしてみてください。

## 知っておきたい万能だし汁

何か料理をつくろうとしても、だし汁を一からとるのは面倒だなと思うこともあるのではないでしょうか。

水に煮干しと昆布を入れた瓶を冷蔵庫に用意して、使用した分の水を継ぎ足して使えば、いつでも簡単にだし汁が使えます。ご飯やおかゆを炊くときにも、肉や野菜を煮るのにも何にでも使ってください。120ページで常備をすすめた干し椎茸、貝柱やするめ、乾燥鱈なども水に浸けておくだけでいいだし汁が出ます。水に煮干しや昆布を入れて、野菜などの具を煮るときに一緒にだし汁をつくるのもいいでしょう。

また数日に一度でいいので、鶏の半身やげんこつ、手羽など骨付きの鶏肉を、ニンニクや生姜、長ネギ（なければなくても大丈夫）と一緒にたっぷりの水で数時間煮込む、もしくは圧力鍋で30分ほど煮込み、鶏スープをつくるのもおすすめです。このだし汁に水、煮干しと昆布を入れてつくっただし汁を合わせると最強です。コラーゲンたっぷり、アミノ酸たっぷりのミネラルスープができあがります。消化も良いのでいつでも飲んだり、料理に使ったりすることができます。

日本食で汁物といえば、味噌汁です。

「実の三種は身の薬」と語り継がれるように、三種類以上の具を入れた味噌汁は、それを食べる人の健康のもとになるといわれます。

具には旬の野菜を一つは入れましょう。さらに、キノコ類や海藻類、豆腐などの豆類や肉や魚のツミレなどのタンパク質を加えると、完全なおかずになります。だし汁からとったミネラル、汁の中に溶け出したビタミンやアミノ酸、脂質なども一緒にいただけます。

味噌汁を一日一回つくり、毎日具を変えるだけでも栄養の吸収率のすぐれた食事となります。

だしをとった味噌汁をつくることを習慣にしましょう。

# 第7章

# 二十四節気かんたん薬膳

## 「二十四節気かんたん薬膳」の見方・使い方

二十四節気は、農作物のための太陽を使った暦です。月の暦では不便だったので、私たちの口に入る農作物に合った季節区分のため、この季節の分け方を使いました。

一年の中で最も日照時間が長いときを夏至、短いときを冬至の二つに分け、さらに昼の長さと夜の長さがほぼ同じ春分と秋分の二至二分の中気を中心に、それぞれの季節が始まる立春・立夏・立秋・立冬の四立（しりゅう）という重要な節気、それらを中心に十二の節気と十二の中気に分類したものです。

ここでは、四季ごとにその特徴と「生薬としても使われるスーパーフード」を紹介し、二十四節気で代表的な旬の食材を取り上げました。

食材の特性として、五味（酸味、苦味、甘味、辛味、鹹味〈塩味〉）、五性（それぞれの食材が持つ性質、熱、温、平、涼、寒）、帰経（きけい）（体のどの部分に作用し影響を与えるのか、五臓・腑・蔵など人象や経絡などについての部位）を記載しています。

一つ一つ覚える必要はありませんが、自分が冷え性だと思う方は、これを参考にして「温のものを選ぶ」などされるとよいかと思います。

## 二十四節気

| 季節 | 名称 | 概略月日※ | 意味 |
|---|---|---|---|
| 春 | 立春 | 2月4日 | 春のはじめ |
| | 雨水 | 2月8日 | 雪氷が解け、降る雪も雨に変わる |
| | 啓蟄 | 3月6日 | 冬ごもりの虫が穴を啓いて這い出す |
| | 春分 | 3月21日 | 昼夜等分で春の真中 |
| | 清明 | 4月5日 | 万物発して、草木の芽が何の芽かわかる |
| | 穀雨 | 4月20日 | 百穀を潤す雨が降る |
| 夏 | 立夏 | 5月6日 | 夏のはじめ |
| | 小満 | 5月21日 | 万物満ちはじめ、果実実り草木の枝葉茂る |
| | 芒種 | 6月6日 | 芒（のぎ）のある穀物（稲や麦）を播く |
| | 夏至 | 6月21日 | 夏の真中、日脚が最も長い |
| | 小暑 | 7月7日 | この日から暑気に入る |
| | 大暑 | 7月24日 | 暑さが最も厳しい |
| 秋 | 立秋 | 8月8日 | 秋のはじめ |
| | 処暑 | 8月23日 | 暑さが止み新涼が間近い |
| | 白露 | 9月8日 | 秋気ようやく加わり、朝夕に白露が宿る |
| | 秋分 | 9月23日 | 昼夜等分で秋の真中 |
| | 寒露 | 10月8日 | 白露は変じて寒露となる |
| | 霜降 | 10月25日 | 早朝野山に霜が降りる |
| 冬 | 立冬 | 11月8日 | 冬のはじめ |
| | 小雪 | 11月22日 | 雨は雪に変わるが雪まだ大ならず |
| | 大雪 | 12月7日 | 降雪しきりの時期 |
| | 冬至 | 12月22日 | 冬の真中、最も日が短い |
| | 小寒 | 1月6日 | 寒の入り、これから寒くなる |
| | 大寒 | 1月21日 | 極寒の時期 |

※日付は毎年変わります。

二十四節気ごとに、季節の野菜や魚介類を使ったレシピや食べ方を紹介しています。ご家庭では、肉料理を合わせるなど、工夫してアレンジしてみてください。いつものメニュー（ハンバーグや焼き肉、しゃぶしゃぶなど）にこれら旬の一品を加えてみると、食事への意識が変わるかもしれません。

# 春

春は動植物が冬眠から目覚めるように、人間の体にも春を迎える反応が起こります。

五行でいうと「肝」。

肝機能の高ぶりにより、血が汚れておけつ（瘀血）の状態になります。

温かい気が入ってくることにより、気が上衝して精神不安やのぼせを発症しやすい季節です。

血圧の変動や月経不順、吹き出物、アレルギーが起きやすくなるのです。

## 生薬としても使われる、春に良いスーパーフード

### 乾燥きくらげ（黒木耳）

**食材の特性**

**五味** 酸 苦 **甘** 辛 塩
**五性** 熱 温 **平** 涼 寒
**帰経** **胃 大腸 肝 腎**

血を補う効果もあるので、貧血の人にも特におすすめです。

βグルカンなどの食物繊維を豊富に含むため、免疫力・便秘改善に効果があります。まだ日差しが少ない春先に、ビタミンDの補給にもなります。

### 主な栄養素

エルゴステリン、カルシウム、鉄、ビタミンB1、B2、D、βグルカン、マグネシウム、食物繊維

### 食材の効用

暦の上では春とはいえ、まだまだ寒い季節です。天候や温度変化が厳しく、ビタミンDやCが枯渇（日照時間が少なく、新鮮な野菜も少ない季節）するので、免疫が落ち、風邪などを引きやすいときです。体力や免疫力をつけるためには、黒い食材がいいとされます。きくらげは、血に関連する余分な熱を鎮め、浄化し、滞りを改善してくれます。寒さと塩分の摂りすぎで血管の硬直が起こりやすいこの時季には最適な食材です。

### 食べ方メモ

水で戻して千切りにし、おつゆに入れる、野菜と一緒に炒めるなど。

コリコリとした歯ごたえが美味ですが、その食感が苦手で、つるんとしたほうがいいのなら、水で戻したあとよく煮ると、トロトロになります。スープの具にしてみてください。

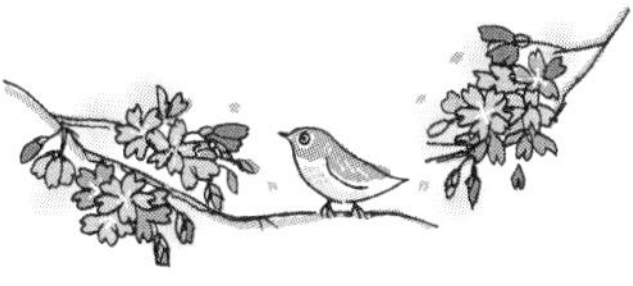

# 立春

りっしゅん

（2月4日頃）

立春は、旧暦で春が始まるとされる1年のスタート日です。季節の上でも初めて春の兆しが現れる頃のこと。

### 負担のかかる臓器

**腎臓**

献立に汁物や鍋物が多く、塩分を摂りすぎる

## ブロッコリー

### 食材の特性

**五味** 酸 苦 **甘** 辛 塩

**五性** 熱 温 **平** 涼 寒

**帰経** **肝** **脾** **腎**

### 主な栄養素

カリウム、カルシウム、カロテン、ビタミンC、E、葉酸、スルフォラアン、クロム、食物繊維

### 食材の効用

塩で負担をかけた腎臓が弱り、むくみやすくなる時季。カリウムやクロムでむくみ改善をしましょう。

傾向にあり、寒さもあって腎に負担がかかります。血圧も上がりやすくなるので、腎臓をいたわってあげないといけません。

ブロッコリーには抗酸化作用や解毒作用があり、また食物繊維も豊富なため便秘の解消になります。

風邪などのウイルス感染にまだ注意が必要な時季ですので、粘膜免疫を上げるためにβカロテンが役に立ちます。

レシピ／食べ方メモ

**ブロッコリーのごま和え**

ブロッコリーは食べやすい大きさに切り、軽くゆでます。沸騰したお湯に1分ほどが目安です。加熱時間が少ないほうが酵素は残ります。小さくカットして60℃程度のお湯に数分つけるだけもいいでしょう。すりごまに塩と醤油少々を入れ、ごま油を加えたたれをつくり、ブロッコリーを和えます。

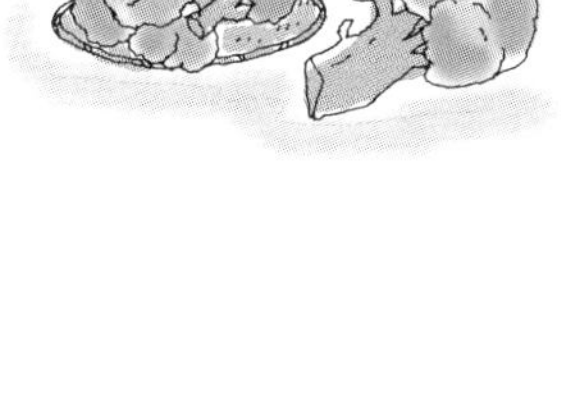

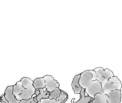

# 雨水

うすい

（2月8日頃）

降る雪が雨へと変わり、氷が溶け出す頃のこと。

草木の発芽を促し、萌芽の兆しが見えてきます。

**負担のかかる臓器**

**腎臓、腎に属する骨**

冬の日照時間の短さからビタミンDが不足し

## 菜花

**食材の特性**

**五味** 酸 苦 甘 **辛** 塩

**五性** 熱 **温** 平 涼 寒

**帰経** **肝 肺 脾**

**主な栄養素**

カルシウム、βカロテン、鉄、ビタミンB1、B2、C、E、K、カリウム、マグネシウム、リン、グルコシレート

**食材の効用**

冬は骨折が一番多い時季です。寒さによ

## 蛤（はまぐり）

**食材の特性**

**五味** 酸 苦 **甘** 辛 **塩**

**五性** 熱 温 平 涼 **寒**

**帰経** **肺 胃 肝**

**主な栄養素**

タウリン、カルシウム、鉄、マグネシウム、亜鉛、ビタミンB12、アミノ酸（タンパク質）

**食材の効用**

桃の節句に欠かせない蛤は、ミネラルを

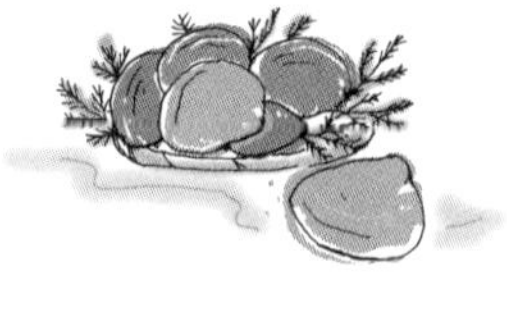

ます。また、寒さにより活動量が減って運動不足になり、骨が弱くなりやすいです。

る筋肉の硬さなどもありますが、日照時間の短さも影響していると思われます。菜花は、少なくなったビタミンDや骨にカルシウムを定着させるビタミンK、原材料のカルシウム、マグネシウム、リン、鉄などを含み、弱った腎を温めて保護してくれます。

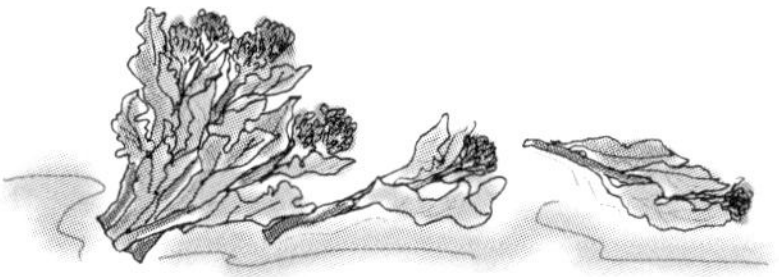

多く含み動脈硬化を予防します。タウリンは、滋養強壮に効果があります。ビタミンB12は、植物にはないビタミンで成長に欠かせません。アミノ酸とともに神経を正常に保ち、解毒にも役立ちます。

レシピ／食べ方メモ

**蛤のお吸い物**

鍋に蛤を入れて、水と大さじ一杯の酒を加え、弱火でじっくりだし汁を抽出します。貝があいたら塩少々と薄口醤油を入れ、三つ葉などを添えましょう。昆布やつくりおきのだし汁を使えば、さらに良いミネラル、アミノ酸たっぷりになります。

# 啓蟄

けいちつ
（3月6日頃）

陽気に誘われ土中の虫が動き出し、穴を啓（ひら）いて地上へ出てくる頃のこと。

負担のかかる臓器

**副腎**
日照時間が少ないため、腎への負担が長く、外気は変化の激しさにより副腎が疲れま

## 苺（いちご）

食材の特性

**五味** **酸** 苦 **甘** 辛 塩
**五性** 熱 温 平 **涼** 寒
**帰経** **肝 脾 胃**

主な栄養素

カリウム、カルシウム、ビタミンC、葉酸

食材の効用

ビタミンCが豊富な苺をおやつに。軽い酸味と甘い香りが、胃の動きを高めて消

## 新たまねぎ

食材の特性

**五味** 酸 苦 **甘** **辛** 塩
**五性** 熱 **温** 平 涼 寒
**帰経** **脾 胃 肺 心**

主な栄養素

ビタミンB1、B2、C、硫酸アリル、オリゴ糖、カルシウムなど

食材の効用

硫酸アリルはビタミンB1の吸収を上げてくれます。

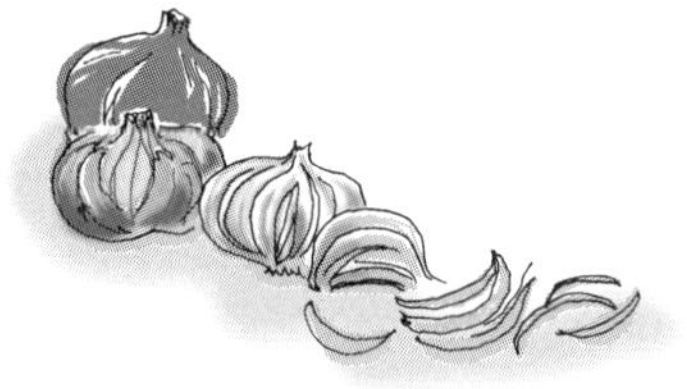

す。強いストレスや環境の変化で副腎の機能が追いつかなくなることも。副腎にはビタミンCが必要です。



化を促す作用があります。食欲がないときでも食べやすく、春が深まると負担のかかる肝の機能を助けます。性質が涼のためでもありますが、この時季は冷たすぎるものを摂るのはやめましょう。常温、もしくは食べる直前に50度前後のお湯に1分ほどつけるのもいいでしょう。

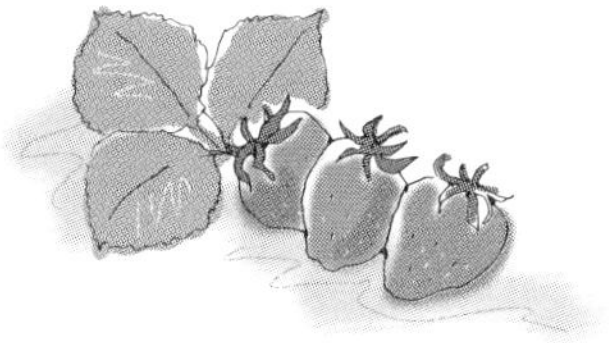

レシピ／食べ方メモ

**新たまねぎの酢漬け**

新たまねぎのおいしい時季。サラダにしてもいいですし、柔らかいので薄くスライスして酢漬けをつくり、瓶に入れて保存してください。

加熱したたまねぎを使って酢漬けをつくりますが、フレッシュなまま、酢と少しのハチミツやメープルシロップ、軽く塩を入れても簡単にできます。子どもは加熱したほうが食べやすいでしょう。冷蔵保存で1週間は大丈夫です。サラダのアクセントにもできるし、焼いた鰆にのせてもおいしいです。

# 春分

しゅんぶん

（3月21日頃）

太陽が真東から昇り、真西に沈む日のことで、昼と夜が同じ長さになる時季のこと。二十四節気で大きな節目の一つです。

**負担のかかる臓器**

**肝臓**

春は活動的になるため、肝臓に負担がかか

## かぶ

**食材の特性**

**五味** 酸 **苦** **甘** **辛** 塩

**五性** 熱 **温** 平 涼 寒

**帰経** **脾** **肺**

**主な栄養素**

カリウム、ジアスターゼ、ビタミンC、βカロテン

**食材の効用**

消化を助けてくれるジアスターゼを含み、苦み成分で胆汁を分泌し、肝を助け

## 桜えび

**食材の特性**

**五味** 酸 苦 **甘** 辛 **塩**

**五性** 熱 **温** 平 涼 寒

**帰経** **肝** **腎** **胃**

**主な栄養素**

タンパク質、ビタミンA（レチノール、βカロテン）、B1、B2、B6、B12、C、E、葉酸、ナイアシン、パントテン酸、カリウム、マグネシウム、カルシウム、マンガン、鉄、銅、キチン・キトサン

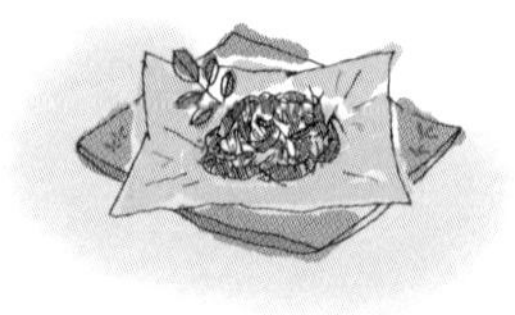

りやすくなります。

ます。

かぶの葉は$\beta$カロテンを多く含むので、アレルギーの季節の粘膜保護にもいいです。葉も捨てずに食べてください。ご飯やおかゆに混ぜ込むのもいいですね。

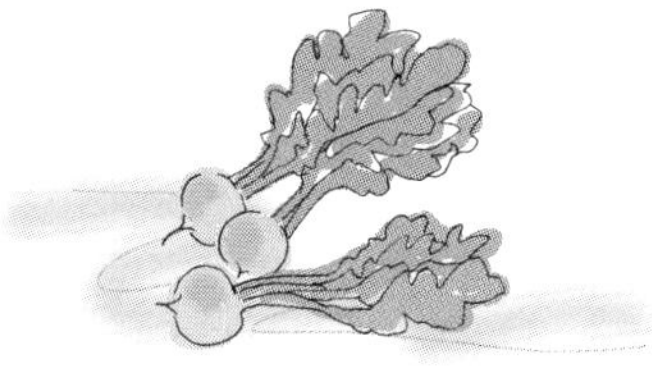

**食材の効用**

タウリンは肝機能を補助してくれます。また、グリシンが豊富に含まれ、活性酸素を抑制し，制菌作用もあります。

**レシピ／食べ方メモ**

**かぶと桜えび、じゃこのサラダ**

この時季のかぶは、柔らかくてとても甘いです。薄切りにしたかぶ、桜えび、じゃこ、ごまの上から米油をかけていただきます。軽く塩もみしてもいいですが、そのままでも甘みがあり食べやすいです。油はオリーブ油でも。フレッシュなオイルをたっぷりかけて、質の良い脂肪酸を取り入れましょう。

# 清明

せいめい

（4月5日頃）

清明とは草木の花が咲き始め、若葉が萌え、鳥がさえずり、すべてのものが清らかで生き生きする清明の気があふれる頃。

### 負担のかかる臓器

**脾・胃**

肝が高まり、脾へ負担がかかります。

## 春キャベツ

### 食材の特性

**五味** 酸 苦 **甘** 辛 塩

**五性** 熱 温 **平** 涼 寒

**帰経** **肝 胃 腎**

### 主な栄養素

カリウム、カルシウム、カロテン、ビタミンC、K、U、食物繊維

### 食材の効用

ビタミンUという、胃や十二指腸を守る物質が含まれています。ジアスターゼは消化を助けてくれますし、食物繊維は排便を促して腸内環境の改善にひと役買います。βカロテンは胃腸の粘液を増やします。

また、春の長雨で、湿も胃へ負担をかける要因になります。

春の日差しが強くなり始める頃なので、ビタミンCがたっぷりなのもうれしいです。

レシピ／食べ方メモ

**春キャベツのじゃこ和え**

春キャベツが柔らかくてとてもおいしい時季です。ざく切りにした春キャベツを10秒ほどゆでてから、塩とごま油で味を整え、じゃこやごまをかけるだけでちょっとした一品になります。

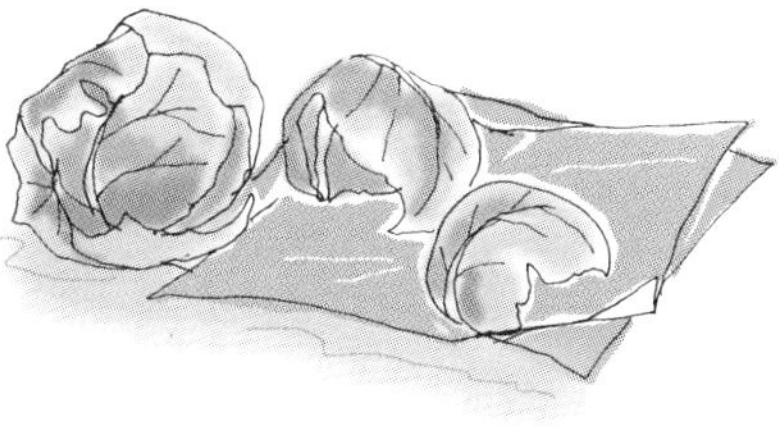

# 穀雨

こくう
（4月20日頃）

穀雨とは穀物をうるおす春の雨がふり、成長を助けてくれる時節。

負担のかかる臓器

**胃**

新生活でのストレスから、胃への負担が長引きがちです。

**グリーンピース（えんどう豆）**

食材の特性

**五味** 酸 苦 **甘** 辛 塩
**五性** 熱 温 **平** 涼 寒
**帰経** **脾**

主な栄養素

食物繊維、タンパク質、カリウム、亜鉛、ビタミンB1、βカロテン

食材の効用

特に食物繊維が多く、ひと握りでサラダ一杯分を摂取できます。整腸作用があり、ストレスでの急激な高血糖を予防します。タンパク源としてもしっかりとしていて、アミノ酸補充となります。亜鉛が多く、

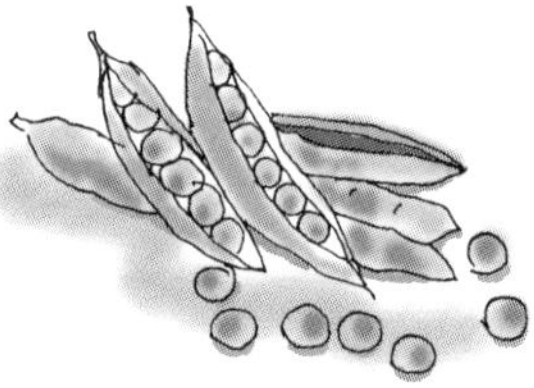

代謝を助けます。大事な胃酸の分泌にも役に立つので、きちんと取り入れたい栄養素です。

また、カリウムで余分な水分（湿邪）を除いてくれます。

**レシピ／食べ方メモ**

## グリーンピースご飯

グリーンピースご飯は、彩りがきれいで春の香りがします。

洗ったグリーンピースと塩適量を、お米と一緒に炊飯器に入れて炊き込むだけです。ひと手間かけられる方は、そこに昆布を一枚とお酒を少々入れるとミネラルを含み、つややかに炊けます。

豆の甘味とほんのり塩のついたふっくらご飯は絶品です。

# 夏

暦上では梅雨に入る頃。温度差や気圧、湿度で腸カビが増殖し、住環境からマイコトキシンが増えるので、皮膚や関節に影響しがちです。湿邪が体内に入ると胃腸に負担がかかります。その後の暑さで近年はクーラーによる冷えや、冷たいものを摂ることによる胃腸への負担が懸念される時季です。

## 生薬としても使われる、夏に良いスーパーフード

**小豆（あずき）／はとむぎ（鳩麦）**

解毒の準備をしましょう。水に浸けたあと、おかゆの中に炊き込むだけでもOK。

### 小豆

食材の特性

**五味** 酸 苦 **甘** 辛 塩

### はとむぎ

食材の特性

**五味** 酸 苦 **甘** 辛 塩

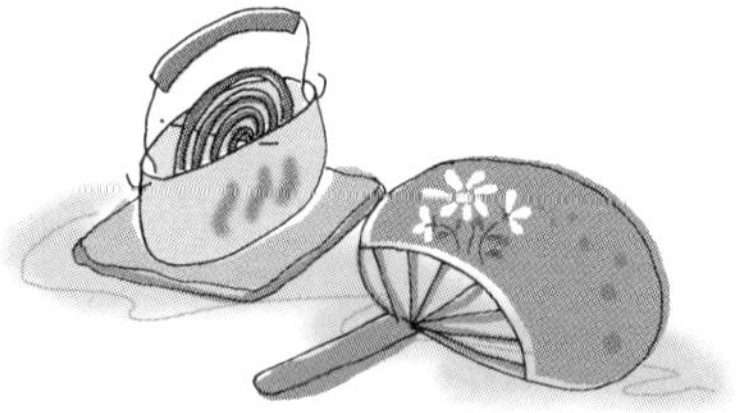

**五性** 熱 温 **平** 涼 寒

**帰経** **心** **小腸**

**主な栄養素**

カリウム、イソフラボン、サポニン、食物繊維、鉄、ビタミンB1、B2

**食材の効用**

水分の代謝を整えて老廃物を排出させてくれる作用がありま す。体の余分な熱をさまし、利尿作用が高いとされています。

食物繊維を多く含むため、便秘にもおすすめです。





**五性** 熱 温 平 涼 寒

**帰経** **脾** **肺** **腎**

**主な栄養素**

カリウム、カルシウム、コイクセノリド、食物繊維、タンパク質、鉄、ビタミンB1、B2

**食材の効用**

体にこもった熱をさまし、胃腸の働きを高め、水分の代謝を促し、体にたまった余分な水分を排出してくれます。湿気による不調にはいいです。

はとむぎは、漢方にも使われ、イボやニキビなどに有効で、抗がん作用も注目されているコイクセノリドを含みます。肌を整え、抗炎症作用があります。

また、食物繊維による整腸作用があり、ダイエットや女性疾患にも効果がみられます。

# 立夏

りっか

（5月6日頃）

四立の一つで、暦の上ではこの日から夏が始まります。

青々とした緑が眩しくさわやかな風が吹く、五月晴れの季節。

## 負担のかかる臓器

**肝臓、膵臓**

連休が明ける頃です。

忙しさによる食生活の

### アスパラガス

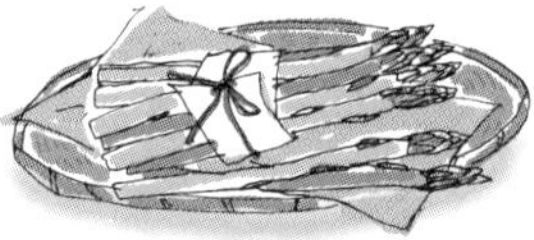

#### 食材の特性

**五味** 酸 **苦** **甘** 辛 塩

**五性** 熱 温 平 **涼** 寒

**帰経** **肺** **脾**

#### 主な栄養素

アスパラギン酸、カロテン、ビタミンC、E、ルチン

#### 食材の効用

新陳代謝を促し、疲労回復やスタミナ増強にひと役買います。

### もずく

#### 食材の特性

**五味** 酸 苦 甘 辛 **塩**

**五性** 熱 温 平 **涼** 寒

**帰経** **肝** **腎**

#### 主な栄養素

フコイダン、アルギン酸、ナトリウム、βカロテン、食物繊維、鉄、マグネシウム、ヨード

#### 食材の効用

酢で消化酵素の分泌を促すので、殺菌効

乱れに、十分注意が必要です。

利尿作用があり、肝や腎を助けます。ルチンは、フラボノイドで血小板の凝集を抑制し、血流を改善し、アレルギーなどの炎症を抑えてくれます。苦みは胆汁分泌を促し、肝を助けてくれます。

**レシピ／食べ方メモ**

**アスパラガスの豚バラ肉巻き**

アスパラの根元の固い皮は、スライサーでむいておきます。軽く下ゆでするか、生のままでも。豚バラ肉をくるくると巻き付けて、中火で火が通るまでまんべんなく焼きます。

梅酢をつけると、油の消化を梅が助け、さっぱりいただけます。





果をもち、食物繊維で腸を掃除します。海の恵みのミネラルがたっぷりです。

**レシピ／食べ方メモ**

**もずく酢**

そのままポン酢をかけるだけで美味。スープに入れてもおいしくいただけます。

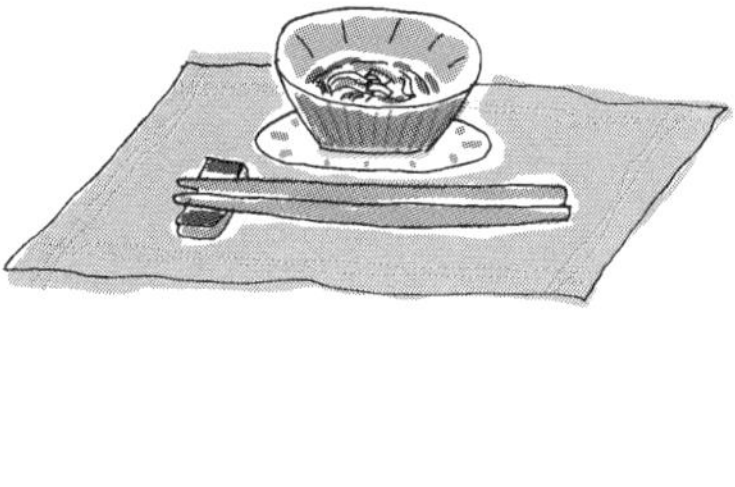

# 小満

しょうまん

（5月21日頃）

小満とは、山や野の植物が花を散らし、実を結び、万物がすこやかに満ちる時節。

負担のかかる臓器

**脳**

不安定になりやすく、精神的なサポートが必要な時季です。

## にら

食材の特性

**五味** 酸 苦 甘 **辛** 塩

**五性** 熱 **温** 平 涼 寒

**帰経** **肝 肺 腎**

主な栄養素

ビタミンA、C、E、カルシウム、カリウム、鉄、アリシン、βカロテン

食材の効用

にらは、βカロテンが豊富で、ビタミンB1の吸収も高めてくれます。

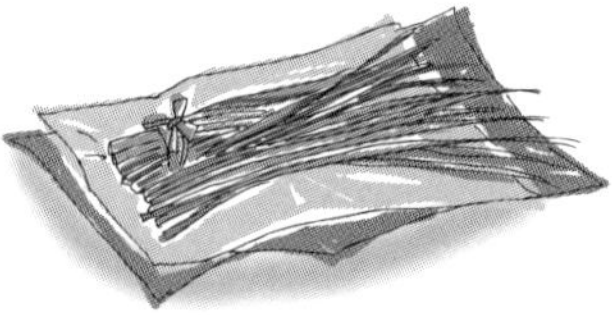

## にんにく

食材の特性

**五味** 酸 苦 **甘 辛** 塩

**五性** **熱** 温 平 涼 寒

**帰経** **脾 胃 肺 大腸**

主な栄養素

硫化アリル、アリシン、アリチアミン、セレン、スコルジニン

食材の効用

アリシンには抗酸化作用、抗菌作用があり、有害金属などの解毒に役立ちます。

食欲を増進させて、しっかり神経伝達物質のサポートを。

### レシピ／食べ方メモ

**にら玉**

子どもには、にら玉が人気です。卵を割ってほぐし、油をひいたフライパンで半熟状になるまで火を入れたら、いったんお皿に取り出します。5センチくらいに切ったにらを入れてさっと炒め、卵を戻して塩をふり、仕上げに醤油をかけます。

季節の野菜や豚肉、しらすなどを入れてもいいですね。

### レシピ／食べ方メモ

**韓国風煮魚**

たまには煮魚を違う味付けでつくってみましょう。魚は、タラ、サバ、太刀魚など、なんでもお好みのもので。

いつもの醤油と酒に、砂糖は使わず、ニンニク、にら、タケノコなどを入れて煮ます。仕上げに唐辛子などを振りかけると、韓国風煮魚ができあがります。

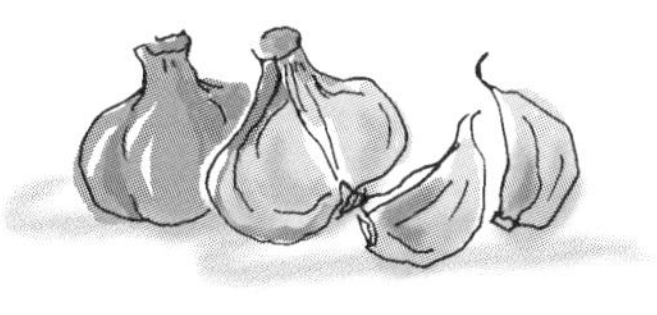

# 芒種

ぼうしゅ

（6月6日頃）

芒（のぎ・穂先の針のような突起）のある穀物、つまり稲や麦などの穂の出る植物の種を蒔く頃のこと。

## 負担のかかる臓器

**小腸**

ストレス、生活の変化や梅雨によって、消化管への負担が増えてき

### 梅

**食材の特性**

**五味** **酸** 苦 甘 辛 塩

**五性** 熱 温 **平** 涼 寒

**帰経** **肝** **脾** **肺** **大腸**

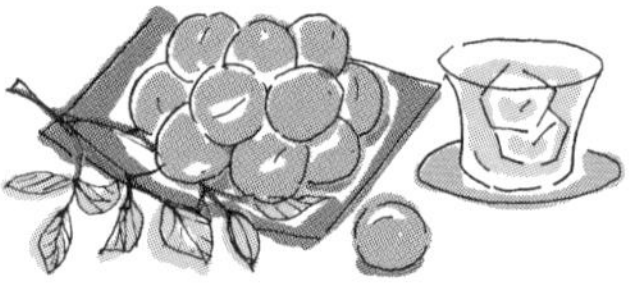

**主な栄養素**

カリウム、カロテン、クエン酸、ビタミンE、リンゴ酸

**食材の効用**

湿気でカビなどが増えるこの時季には、最適な食材。水溶性の食物繊維を含む地

### らっきょう（ガイハク、チョウセンノビル）

**食材の特性**

**五味** 酸 **苦** 甘 **辛** 塩

**五性** 熱 **温** 平 涼 寒

**帰経** **肺** **胃** **大腸**

**主な栄養素**

硫酸アリル、カリウム、食物繊維、サポニン、ビタミンB6、C、ケイ素

**食材の効用**

梅と同じく殺菌効果をもちます。酸味があり、酢で漬けるため、食事中の

ます。長い蒸し暑い日を乗り越える体力をつけましょう。



野菜なので、ケイ素も豊富です。

酸味が唾液を増やします。殺菌効果があり、短鎖脂肪酸を含み、腸内細菌叢の善玉菌を増やし、粘膜強化になります。クエン酸は疲労回復によく効きます。

**レシピ／食べ方メモ**

**梅味噌**

梅干しは万能薬。漬けるのが大変なら、梅味噌はいかがでしょう。

密閉容器に味噌を入れ、その上に梅を敷き詰めます。さらに味噌をのせ、梅、味噌をくりかえし3か月ほどそのまま置いたらできあがり。スティック野菜につけたり、青魚の味噌煮などにも重宝します。

唾液を増やしてくれます。短鎖脂肪酸を含み、腸内細菌叢の善玉菌を増やし、粘膜強化になります。

**レシピ／食べ方メモ**

らっきょうは、そのまま食前に食べるだけで唾液の分泌を促してくれますが、刻んでサラダのドレッシングにしたり、薬味を混ぜて肉や魚の上にのせ、アクセントにしても美味です。

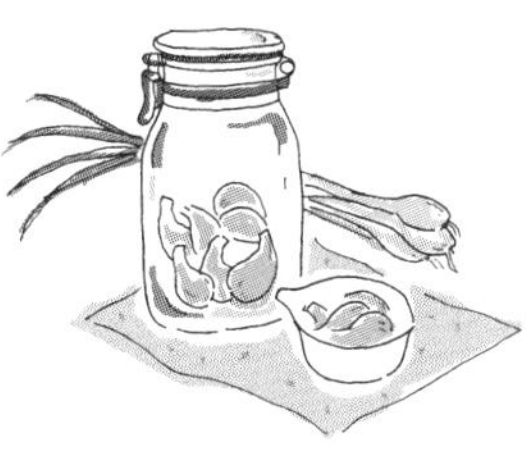

# 夏至

げし

（6月21日頃）

夏至とは一年で最も日が長く、夜が短い頃のこと。

**負担のかかる臓器**

**脾臓、胃**

まだ体が湿気と暑さに慣れていないため、カンジダ菌が増殖することも。

## みょうが

**食材の特性**

**五味** 酸 **苦** **甘** 辛 塩

**五性** 熱 **温** 平 涼 寒

**帰経** **肺** **大腸** **膀胱**

**主な栄養素**

αピネン、カリウム、カルシウム、ビタミンB1、B2、C、葉酸、アントシアニン

**食材の効用**

精油成分のαピネンは頭をすっきりさせ、発汗を促し、呼吸と血液の循環を整えてくれます。

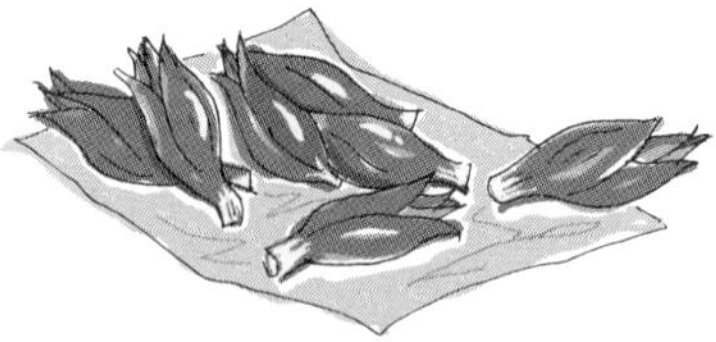

暑さによって食欲が減退しがちなこの時季、食欲増進を促してくれます。カリウム、ビタミンCは夏には欠かせず、アントシアニンも強力な抗酸化作用をもちます。

## レシピ／食べ方メモ

### 山形名物「だし」

この時季、我が家では毎日のように活躍するメニューです。冷蔵庫にある夏野菜と、粘りの出る昆布などを刻んで混ぜるだけ。入れる野菜は、みょうが、大葉、オクラ、きゅうり、なす、プチトマト、ねぎなど。そこにじゃこやごまを入れ、よくかき混ぜます。だし汁や醤油少々で味をつければできあがり。

これを何にでもたっぷりかけます。ごはんにのせて食べるのはもちろん、焼き魚、冷や奴、豚肉や野菜の蒸し煮、十割そばのつけ汁など、薬味としてとても重宝します。

みょうがが苦手な子どもでも、癖がなく食べられます。

# 小暑

しょうしょ

（7月7日頃）

小暑とは日照時間が徐々に短くはなるものの、梅雨が明けて本格的に暑くなっていく頃。

**負担のかかる臓器**

**胃、大腸**

冷たいものの摂りすぎに注意が必要です。

## オクラ（秋葵）

**食材の特性**

**五味** 酸 **苦** **甘** 辛 塩

**五性** 熱 温 平 **涼** 寒

**帰経** **腎** **胃**

**主な栄養素**

カロテン、ビタミンB群、ペクチン、ムチン

**食材の効用**

カロテン、ムチンで粘液増加を促すことで、弱りやすい胃腸をサポートします。

## 枝豆

**食材の特性**

**五味** 酸 苦 **甘** 辛 塩

**五性** 熱 温 **平** 涼 寒

**帰経** **脾** **胃** **腎**

**主な栄養素**

カルシウム、タンパク質、ビタミンB1、B2、C、葉酸

**食材の効用**

食欲がなく、肉などが食べられないときには大切なタンパク源となります。

**レシピ／食べ方メモ**

軽く塩を入れた熱湯で火を通してから、ポン酢で食べるのが一般的です。薄切りにしたものときざみ大葉を納豆に混ぜると、ネバネバ感がアップしてご飯にぴったりです。

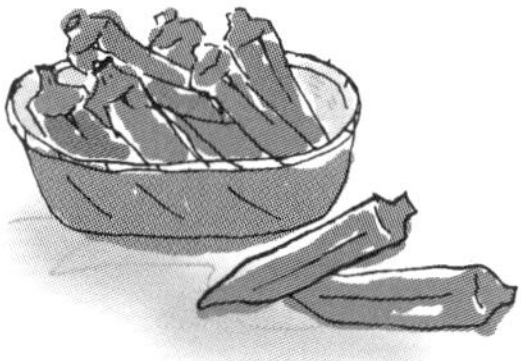

**レシピ／食べ方メモ**

## 枝豆の塩ゆで

枝豆は、水に数時間つけてからゆでると、ふっくらおいしくできあがります。塩を入れた水に、枝豆を入れてから火にかけ、沸騰したら蓋をしっかりしめて、2分程度ゆでます。火を消してから5分ほど放置しておくと、ちょうどいい固さの枝豆になります。

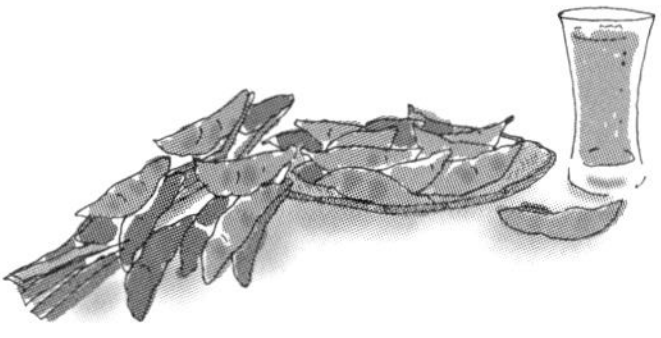

# 大暑

たいしょ

（7月24日頃）

大暑とは最も暑い真夏の頃。夏の土用がこの時季です。

**負担のかかる臓器**

**心**

ミトコンドリアが活発になりすぎると心臓へ負担がかかります。暑さによる日射病や熱射病にも要注意です。

## うなぎ

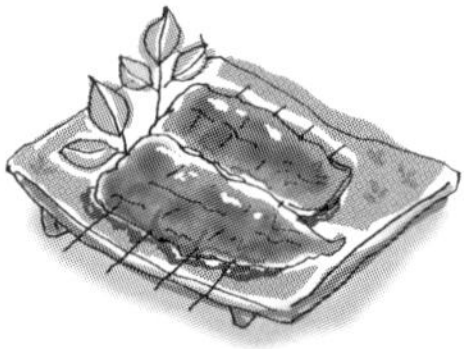

**食材の特性**

**五味** 酸 苦 **甘** 辛 塩

**五性** 熱 温 **平** 涼 寒

**帰経** **肝** **脾** **腎**

**主な栄養素**

タンパク質、脂質、カルシウム、ビタミンA、B1、B2、B6、B12、D、E、亜鉛、鉄、DHA、EPA、コエンザイムQ10、ムコプロテイン、アスパラギン酸、オレイン酸、コンドロイチン

## すいか

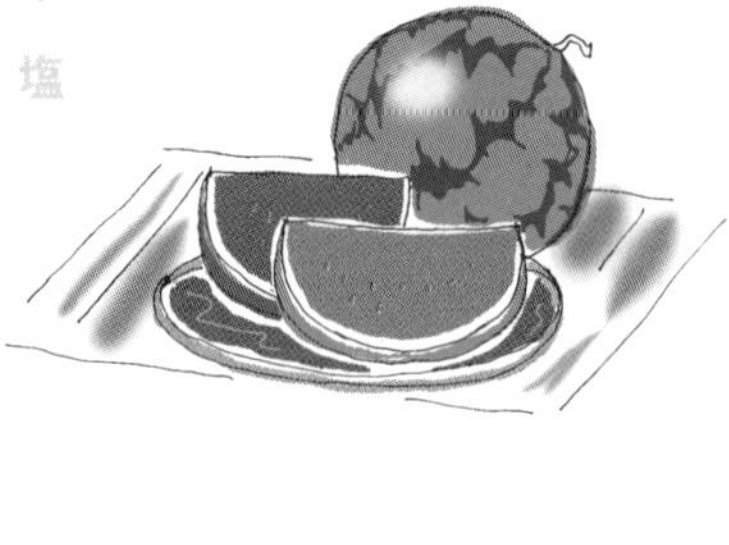

**食材の特性**

**五味** 酸 苦 **甘** 辛 塩

**五性** 熱 温 平 涼 **寒**

**帰経** **心** **胃** **腎**

**主な栄養素**

カリウム、シトルリン、リコピン

**食材の効用**

体にこもった余分な熱を冷まし、のどの渇きを癒やしてくれます。水分たっぷりなので、熱中症対策に。ミ

ネラルウォーターや水道水よりビタミン、ミネラル、糖分、酵素を多く含んでいるので、脱水時の消耗を防ぎます。

**レシピ／食べ方メモ**

**すいかの浅漬け**

すいかの皮は水分をたっぷり含んでいます。緑色の固い皮の部分はそぎ落とし、塩もみして冷蔵庫に置いておけば、夕食時には、すいかの浅漬けとなります。ミネラル豊富な海の塩が、汗で失ったミネラルの補充になります。昆布などを刻んで入れても、さらにうまみやミネラル補給になります。

**食材の効用**

暑さで負担がかかる心臓には、コエンザイムQ10が効果的です。食欲が落ち気味なときに必要となるタンパク、ミネラル、ビタミンもたっぷりです。

**レシピ／食べ方メモ**

**うなぎの白焼き**

この時季にあるのが土用の丑の日ですね。だんぜんうなぎをおすすめします。おすすめの食べ方は、白焼きにたっぷりの生わさびです。子どもには蒲焼きで。肝吸いと一緒に摂ることもお忘れなく。

# 秋

まだまだ暑さが残る日々ですが、お盆を過ぎると急に過ごしやすくなります。この時季は、夏バテといわれる夏の疲れが来て、胃腸が弱っています。腸をいたわらなければなりません。

10月も後半になると朝晩は冷え込みますが、この時季に体を温めると夏に高まった代謝に負担がかかります。温めるものばかりを摂らずに、クールダウンしながら潤うものを摂りましょう。

また、急激な乾燥などから気管支や鼻への影響が出て、喘息が増えてくる頃でもあります。食欲が亢進するので、胃腸のケアもしないといけません。

## 生薬としても使われる、秋に良いスーパーフード

**松の実（海松子）**

### 食材の特性

**五味** 酸 苦 **甘** 辛 塩

**五性** 熱 **温** 平 涼 寒

**帰経** **肝 肺 大腸**

## 旬の料理レシピ

**参鶏湯風煮込みスープ**

残暑による疲れが出始める頃です。

おかゆなどもおすすめですが、参鶏湯風の煮込みスープはいかがでしょうか。弱った胃腸と疲弊したミトコンドリアに栄養価の高い実や人参を入れることで、そのまま夏バテ予防になる韓国の養生食です。

骨付きの鶏肉に少しのお米とクコの実、松の実などを入れて、ニンニク、ネギなどと一緒に、ぐつぐつ煮込

んでみましょう。味付けは最後に塩を加減して入れてください。

夏バテで食欲のないときにはピッタリです。

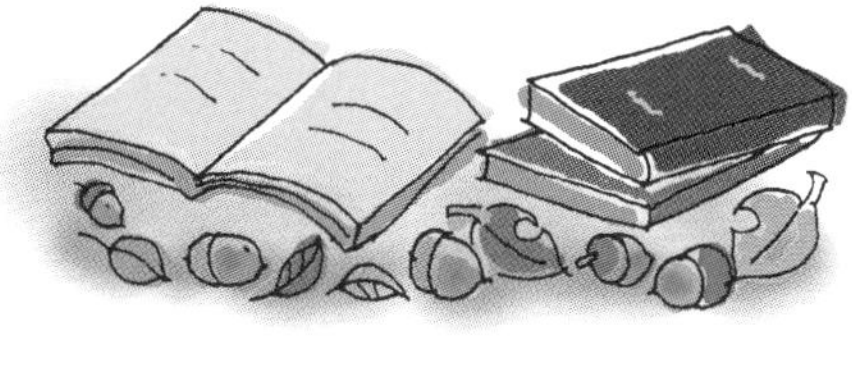

## 主な栄養素

カリウム、パントテン酸、ビタミンA、B1、B2、E、オレイン酸、リノール酸、食物繊維、亜鉛、鉄、マグネシウム

## 食材の効用

松の実には体を潤す作用があり、空咳や便秘にいいとされています。

リノール酸の中でも抗炎症作用を示すものが含まれ、アレルギー改善効果があるとされ、良い脂質やミネラルは肌や髪、爪に潤いを与えます。

パントテン酸は副腎ホルモンをつくる手伝いをしてくれ、滋養強壮効果もあります。

# 立秋

りっしゅう

(8月8日頃)

四立の一つで、暦の上では秋が始まります。気候的にも、初めて秋の気配が感じられる頃です。

**負担のかかる臓器**

**心・脾臓**

暑さが続き、食欲が低下します。

## しじみ

**食材の特性**

**五味** 酸 苦 **甘** 辛 **塩**

**五性** 熱 温 平 涼 **寒**

**帰経** **肝**

**主な栄養素**

亜鉛、カルシウム、タウリン、鉄、ビタミンB12

**食材の効用**

タウリンが弱った胃腸を補強し、肝臓の機能を高めます。鉄分を含むミネラルが

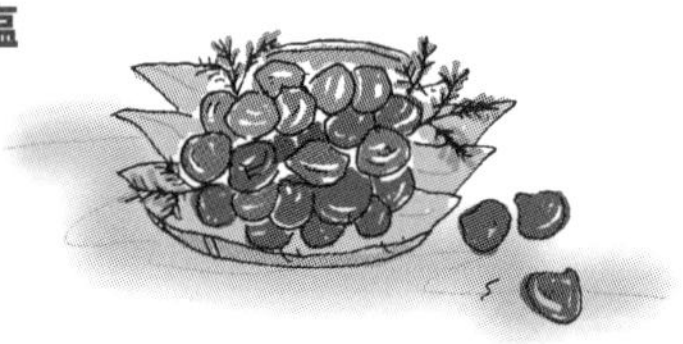

## きゅうり

**食材の特性**

**五味** 酸 苦 **甘** 辛 塩

**五性** 熱 温 平 涼 **寒**

**帰経** **胃 小腸**

**主な栄養素**

カリウム、カロテン、鉄、ビタミンC、K

**食材の効用**

カリウムの利尿作用や寒の作用で、ほてった体を冷やします。

解毒効果を上げてくれます。

清熱効果もあるので、こもった暑さを沈めます。

**レシピ／食べ方メモ**

### しじみ汁

しじみは、塩水に1時間程度つけておいてください。

昆布でとっただし汁にしじみを入れ、殻があくまで弱火で煮て、最後に料理酒と塩少々で味を整えます。

つくりおきしてある昆布といりこの水出しを使ってもいいですし、料理酒は省いても大丈夫です。


また、ミネラル、アミノ酸を補充し、消化を助けてくれます。

**レシピ／食べ方メモ**

### きゅうりのぬか漬け

きゅうりはぬか漬けがおいしいです。

一家に一つぬか床があると便利です。余った野菜をちょっと入れておけば、乳酸菌たっぷりの漬けものになります。酵素もしっかり摂れます。

しじみ汁やしじみの味噌汁と一緒に食べてください。

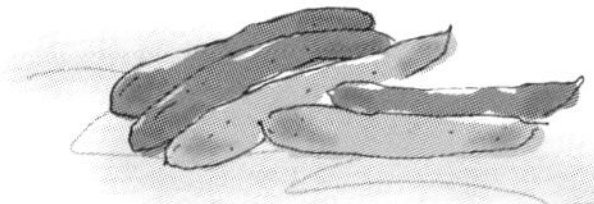

# 処暑

しょしょ

（8月23日頃）

処暑とは暑さが少しやわらぎ、朝夕は涼風が吹き始める頃。

**負担のかかる臓器**

**副腎**

暑い日々に耐えてきた体が弱ってきて、夏バテになる頃です。

## 鰯

**食材の特性**

**五味** 酸 苦 **甘** 辛 塩

**五性** 熱 **温** 平 涼 寒

**帰経** **脾**

**主な栄養素**

EPA、DHA、カルシウム、鉄、ビタミンB、D、E

**食材の効用**

炎症を抑えるEPA、DHA、ビタミンD、抗酸化作用のあるビタミンEが副腎をサポートします。また、小さい魚なので、ダイオキシン、重金属の心配が少なく、質のいいタンパク源となります。

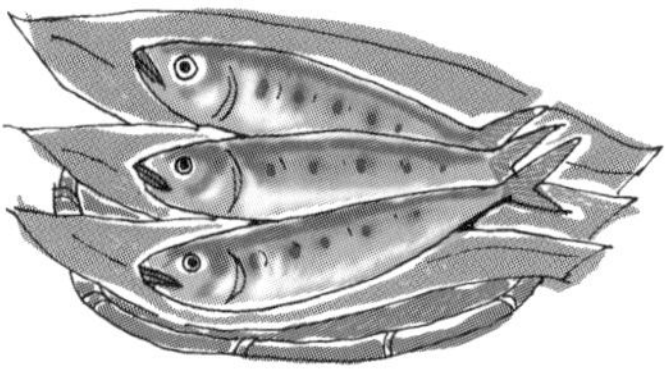

## レシピ／食べ方メモ

### 鰯のぬか炊き

北九州では「ぬか炊き」といって、漬けものに使うぬかを魚の煮物に使います。

頭を落とし、はらわたをとった鰯に醤油と酒を入れ、落とし蓋をして炊きます。ザラメか黒砂糖、ハチミツなどを少し加えてもいいです。ぬか床があるなら、5分くらいたったらぬかを加えて一緒に煮ます。ぬかの量は、鰯2尾に対してひと握りが目安です。魚の臭みがなくなり、おいしいぬか炊きのできあがりです。

鰯を梅と一緒に煮るのもおすすめです。酵素が働き、柔らかく臭みのない鰯の梅煮が炊き上がります。消化を助けてくれます。

# 白露

はくろ
（9月8日頃）

白露とは、大気が冷えてきて、白い露が山野の草に結ぶ頃。

**負担のかかる臓器**

**大腸**
便秘になりやすい時季です。

## つるむらさき

**食材の特性**

**五味** **酸** 苦 甘 辛 塩
**五性** 熱 温 平 **涼** 寒
**帰経** **心** **肝** **大腸**

**主な栄養素**

カロテン、ビタミンC、E、カリウム、カルシウム、葉酸、ムコ多糖類、鉄

**食材の効用**

ムコ多糖類、食物繊維も豊富で便秘解消に効果があります。抗酸化作用たっぷりのつるむらさきは、この時季にはとても良い食材です。

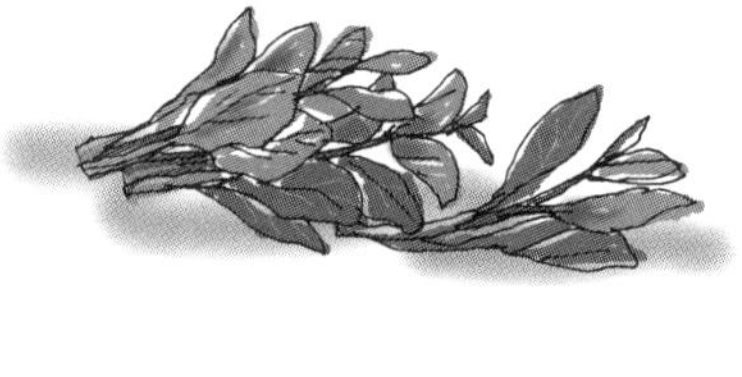

## レシピ／食べ方メモ

### つるむらさきのおひたし

おひたしにすると、とろーっと粘りが出て、とても美味です。

作り方は、葉物野菜のおひたしと基本的には同じです。たっぷりのお湯をわかし、塩を加え、茎から入れてゆがきます。1分程度でしなっとなるので取り出して冷水につけ、適当な大きさに切って、鰹節、ポン酢をかけていただきます。

酵素を残したい場合は、ゆでずに熱湯に1分つけて取り出してください。残存酵素の量が増えます。歯ごたえもシャキシャキ感が残るでしょう。

# 秋分

しゅうぶん

（9月23日頃）

秋分とは昼と夜の長さが同じで、これから次第に日が短くなり、秋が深まる頃。

**負担のかかる臓器**

**胃、肺・気管支**

朝晩の温度変化が出てくる頃。乾燥もそろそろ始まります。

## 里芋

**食材の特性**

**五味** 酸 苦 甘 辛 塩

**五性** 熱 温 平 涼 寒

**帰経** 腸 胃

**主な栄養素**

カリウム、ガラクタン、食物繊維

**食材の効用**

ガラクタンは、粘膜保護作用があるので、乾燥が始まる頃に有効です。

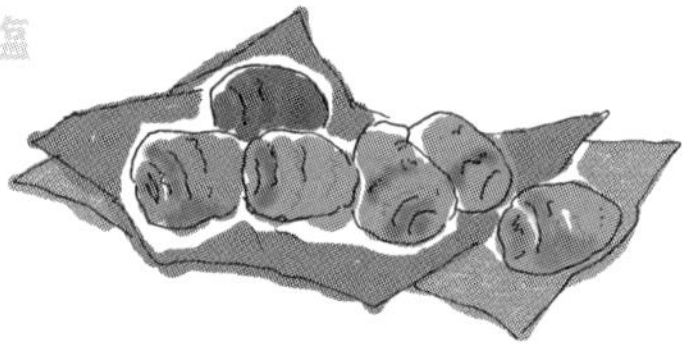

## しいたけ

**食材の特性**

**五味** 酸 苦 甘 辛 塩

**五性** 熱 温 平 涼 寒

**帰経** 胃 肝

**主な栄養素**

エリタデニン、エルゴステロール、食物繊維、ビタミンB1、B2、B6、レンチナン

**食材の効用**

食物繊維が腸の働きを助けます。

しいたけには、さらに多くの免疫機能を高める作用のあるものが入っています。この季節、免疫を整え感染防止対策をしておきましょう。

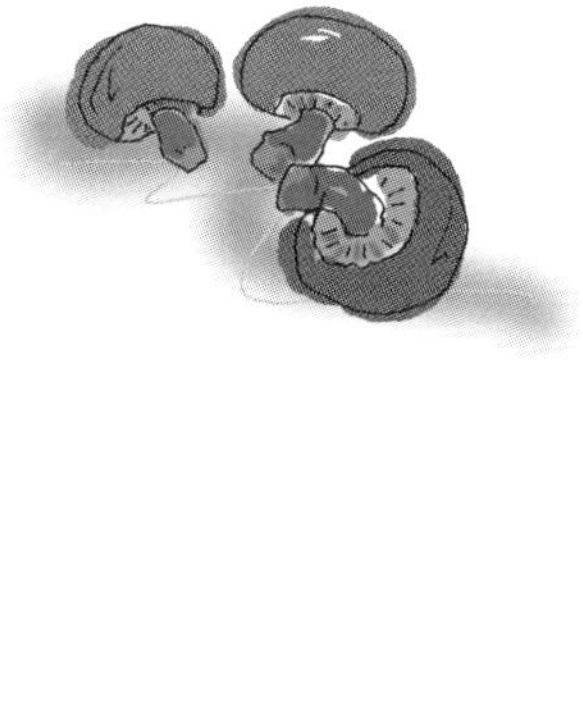

レシピ／食べ方メモ

**里芋汁**

秋の気配がしてきたら、芋汁をつくってみませんか。

たっぷりのいりこだし汁に、里芋をごろごろ、しいたけ、人参、長ネギ、こんにゃくなど、冷蔵庫にある野菜をみんな入れてしまいましょう。

味噌で味つけしても、醤油で味を整えても美味なのでお好みで。その上に刻んだネギをたっぷりかけましょう。

# 寒露

かんろ

(10月8日頃)

寒露とは山野には晩秋の気がたちこめ、肌に寒気を感じるようになる頃。

負担のかかる臓器

**鼻**

乾燥の時季です。日常的に保湿ケアをしましょう。

## 人参

食材の特性

**五味** 酸 苦 **甘** 辛 塩

**五性** 熱 温 **平** 涼 寒

**帰経** **肺** **脾** **肝**

主な栄養素

カリウム、カルシウム、βカロテン、ビタミンC

食材の効用

粘膜免疫を高める必要がある時季です。βカロテンたっぷりの人参は、粘膜を丈

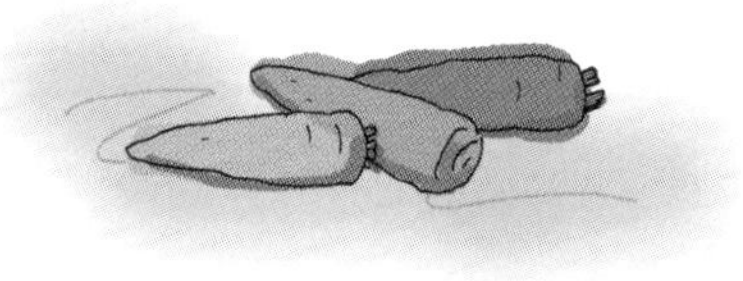

## 梨

食材の特性

**五味** **酸** 苦 **甘** 辛 塩

**五性** 熱 温 **平** 涼 寒

**帰経** **肺** **胃**

主な栄養素

カリウム、食物繊維、ソルビトール、リンゴ酸

食材の効用

潤す作用が特に高い果物です。咳止め、痰、のどの渇きに有効として、

夫にします。
ビタミンCも豊富です。
旬なので、ぜひ取り入れましょう。
人参はどんな時季にも店頭で手に入れることができますが、旬は10月からです。

### レシピ／食べ方メモ

**人参のごましらす和え**

人参を千切りにして、生のまま、ごまやしらすと和えるだけです。
この時季の人参は甘みがあり、しらすの塩分も加わるので、調味料がなくてもおいしく食べられます。

古くから食されてきました。

### レシピ／食べ方メモ

果物は、基本的に生で食べることをおすすめしますが、スープに入れても美味しいです。

**梨の氷砂糖煮**

種と皮を取り、カットした梨を氷砂糖と一緒に浸る程度の水に入れて、8分程煮ます。そのまま食べても、シロップとしてお湯割りにして風邪予防にも。

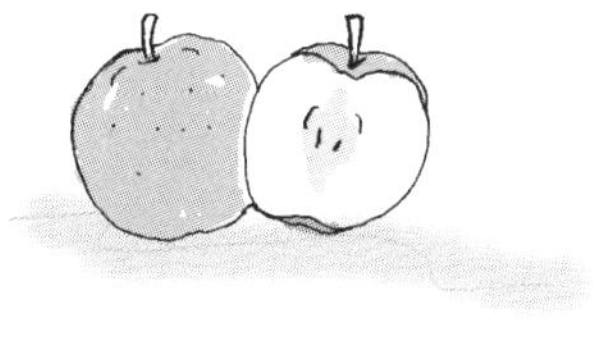

# 霜降

そうこう

（10月25日頃）

霜降とは、秋も深まり朝夕にぐっと冷え込み、山野に霜をみるようになる頃。

負担のかかる臓器

**大腸**

食欲が出て、食べすぎてしまうことが多くなります。

## 山芋

食材の特性

**五味** 酸 苦 **甘** 辛 塩

**五性** 熱 温 **平** 涼 寒

**帰経** **肺 脾 腎**

主な栄養素

食物繊維、デンプン、ムチン、カリウム、ビタミンB、C

食材の効用

山芋は滋養があり、本当に体力がつきま

## さつまいも

食材の特性

**五味** 酸 苦 **甘** 辛 塩

**五性** 熱 温 **平** 涼 寒

**帰経** **脾 腎**

主な栄養素

食物繊維、デンプン、カリウム、ビタミンC、E、葉酸

食材の効用

食物繊維やカリウムが多く、胃腸の動きを促し、便秘やむくみを改善してくれま

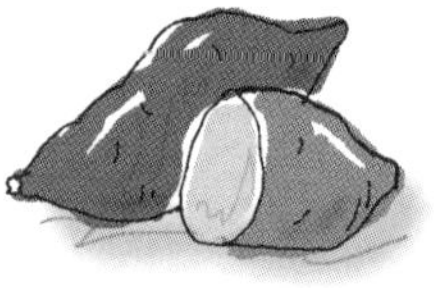

す。気を補う作用もあり、ビタミンB、C、葉酸は疲労回復効果もあります。

**レシピ／食べ方メモ**

**ココナッツオイルでつくるスイートポテト**

焼き芋またはふかしたさつまいもを温かいうちにつぶします。ココナッツオイル（さつまいも中1本につき大さじ1杯程度）と塩ひとつまみを加えてよく混ぜるだけで、バター、砂糖を使わないスイートポテトができあがります。

さつまいもを1センチ程度の角切りにして、塩とココナッツオイルをまぶしてフライパンで焼くだけでもおいしいおやつに。

す。

山芋のなかでも自然薯は、なかなか入手することが難しくなっていますが、長芋でも代用できます。

**レシピ／食べ方メモ**

**とろろ**

山芋はすりおろしてだし汁で溶きます。定番の山かけで食べても、とろろご飯、味噌汁に入れてもおいしいです。

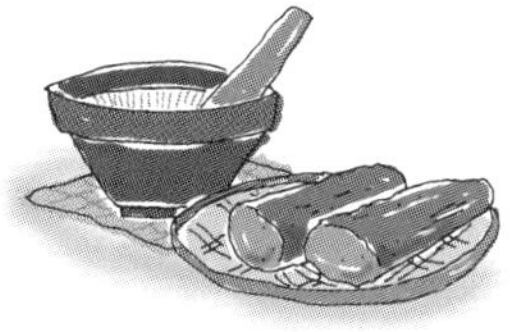

# 冬

冬は、冷えと温度差、乾燥によって、さまざまな体の不調が引き起こされます。呼吸器系の疾患や、ウイルスなどの病原体が活発になる時季で、感染症対策が大事です。寒さと部屋の温度差などによる脳梗塞や、心筋梗塞などにも注意が必要です。寒さのために腎に負担がかかるので、頻尿や膀胱炎に気をつけます。また、塩分の摂りすぎが心臓・血管に負担をかけるので注意しましょう。

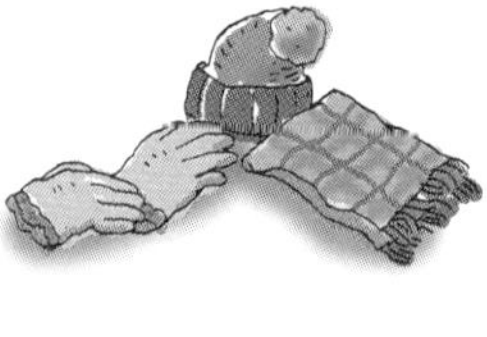

## 生薬としても使われる、冬に良いスーパーフード

**クコの実（枸杞子）　シナモン（経皮）**

### クコの実

食材の特性

**五味**　酸　苦　**甘**　辛　塩

**五性**　熱　温　**平**　涼　寒

**帰経**　**肝　腎　肺**

### シナモン

食材の特性

**五味**　酸　苦　**甘　辛**　塩

**五性**　**熱**　温　平　涼　寒

**帰経**　**肝　腎　心　脾　胃**

## 主な栄養素

ゼキサンチン、ビタミンB1、B2、B3、C、ベタイン、ポリフェノール、クコ多糖類

## 食材の効用

肝・腎を補う生薬です。気や血を補って、滋養強壮や疲労回復、めまい、耳鳴りの改善、肺を潤し慢性的な咳にもいいとされます。クコ多糖類は、がん細胞増殖抑制効果もあるとされ、ポリフェノール、ビタミンCなど抗酸化作用もあります。

冬に上がりがちな血糖や血圧の降下作用、動脈硬化予防作用もあり、肝臓も守ってくれます。



## 主な栄養素

カンフェン、ケイヒアルデヒド、ジテルペノイド、シンナミルアセテート、タンニン、テルピネン、リナロール

## 食材の効用

ケイヒアルデヒドは、血管を健康にする作用が気を巡らせ温めるので、冷えを改善し、血圧にもいいです。シンナムアルデヒドには、脂肪細胞燃焼や縮小効果があり、オイゲノールは抗酸化作用が強いです。発汗作用で風邪が早く改善できますし、香り成分オイゲノールはリラックス・殺菌効果も高いです。

クコの実、シナモンどちらもカリウムが入っているので、塩分の排出を助けます。料理や飲み物に入れると味に深みがでるので、濃い味や、砂糖を避けることもできます。

# 立冬

りっとう

（11月8日頃）

暦の上で冬が始まる四立の一つ。木々の葉が落ち、冷たい風が吹き、冬枯れの様子が目立つ頃。

**負担のかかる臓器**

**肺**

急に寒さがくることへの油断から、体を冷やしてしまうことが多く

## れんこん

**食材の特性**

**五味** 酸 苦 **甘** 辛 塩

**五性** 熱 温 平 涼 **寒**

**帰経** **心 脾 胃**

**主な栄養素**

食物繊維、タンニン、鉄、でんぷん、銅、ビタミンB1、B2、C、ムチン

**食材の効用**

肺を潤して、のどの渇きや咳、痰などを解消してくれます。

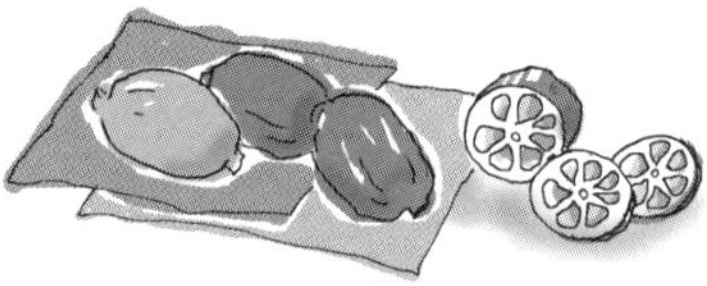

## りんご

**食材の特性**

**五味** **酸** 苦 **甘** 辛 塩

**五性** 熱 温 **平** 涼 寒

**帰経** 肺 **脾 腎 肝**

**主な栄養素**

カリウム、カルシウム、クエン酸、鉄、ビタミンC、リンゴ酸

**食材の効用**

酸味で胃液・唾液の分泌を促し、甘い香りで胃腸の動きを高めて消化を促進し、

なります。

食物繊維が多く、便秘解消にもいいです。

**レシピ／食べ方メモ**

**れんこんと豚肉の重ね蒸し**

加熱温度が低いので、タンパク質の変性も少なく、消化がいい、簡単な一品はいかがでしょう。

蓋つき鍋に大さじ1杯程度の水を入れ、スライスしたれんこんや人参など固めの野菜を下に敷き、その上に乾燥きくらげを戻したもの、もやしや白菜などの葉野菜を、一番上に薄切りの豚肉をのせます。蓋をして弱火から中火で7、8分蒸すとできあがりです。

食べるときにポン酢をかけてください。

リンゴ酸などで疲労を回復します。食物繊維を多く含み、ポリフェノールも豊富です。

**レシピ／食べ方メモ**

すりおろしてから大根・玉ねぎおろしとクコの実、しょうゆと合わせて一晩置くと、良いソースになります。刺身や肉、魚料理にかけて。

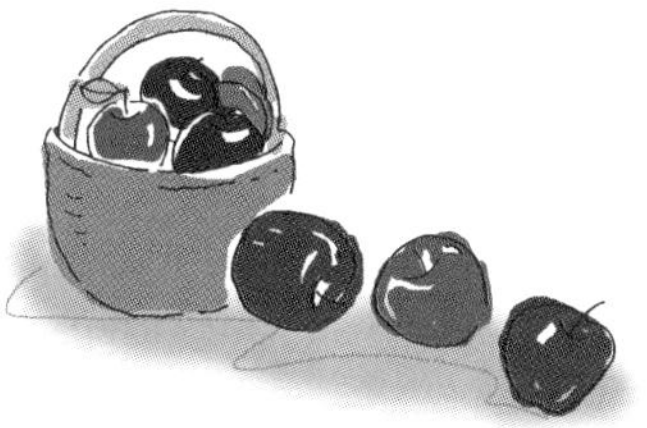

# 小雪

しょうせつ

（11月22日頃）

小雪とは、山頂に雪冠がみられるようになる頃。

## 負担のかかる臓器

**肺・腎**

本格的な寒さと乾燥が始まる時季です。

## 白菜

### 食材の特性

**五味** 酸 苦 **甘** 辛 塩

**五性** 熱 温 **平** 涼 寒

**帰経** **胃** **大腸** **膀胱**

### 主な栄養素

亜鉛、カリウム、カルシウム、食物繊維、ビタミンC、マグネシウム

### 食材の効用

白菜は、薬膳では豆腐、大根とならび養生三宝の一つに数えられます。ビタミンCが豊富です。これから冬本番、風邪に備えて免疫力を整えましょう。

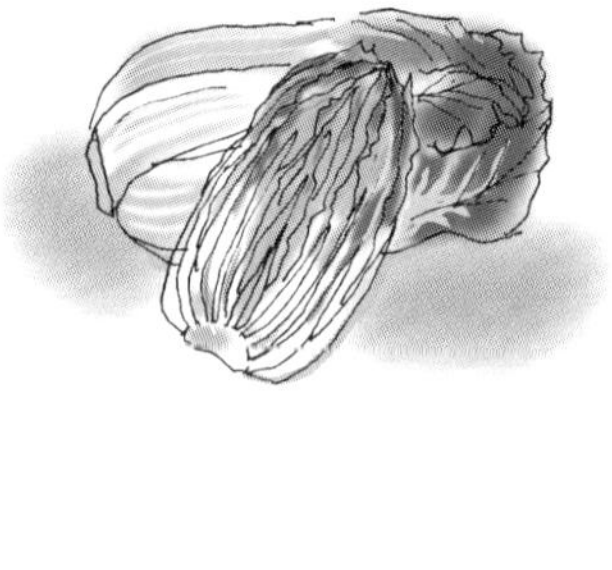

カリウムを多く含むので利尿作用もあります。

また、胃腸を整えてくれるので、消化吸収を助けます。食物繊維を含むため、便秘にもいいです。

## レシピ／食べ方メモ

### 白菜たっぷり鶏団子鍋

やっぱりこの季節はお鍋ですね。煮込むとトロトロになる白菜は、鍋の具材に最適です。

昆布、鰹でしっかりとだし汁をとったら、白菜をはじめ、いろいろな旬の野菜と鶏団子を入れます。養生三宝の豆腐を入れて、タンパク質もたっぷりと摂りましょう。

ちょっと目先を変えて、豆乳入りのクリーミーな鍋もおいしいですね。

また、白菜サラダもおすすめです。生の白菜のおいしさもぜひお試しください。

# 大雪

だいせつ

（12月7日頃）

大雪とは、本格的に雪が降り出す頃のこと。降雪地方では積もり始める。

**負担のかかる臓器**

**心**

寒さと部屋の温度差は心に負担がかかります。

**大根**

**食材の特性**

**五味** 酸 苦 **甘** **辛** 塩

**五性** 熱 温 平 **涼** 寒

**帰経** **肺** **腎**

**主な栄養素**

ジアスターゼ、ビタミンC

**食材の効用**

ジアスターゼで消化が良くなり、カリウムも豊富なので、利尿効果が高まります。小腸の負担が減り、腎の負担が減ることで、心臓への負担が軽減されます。

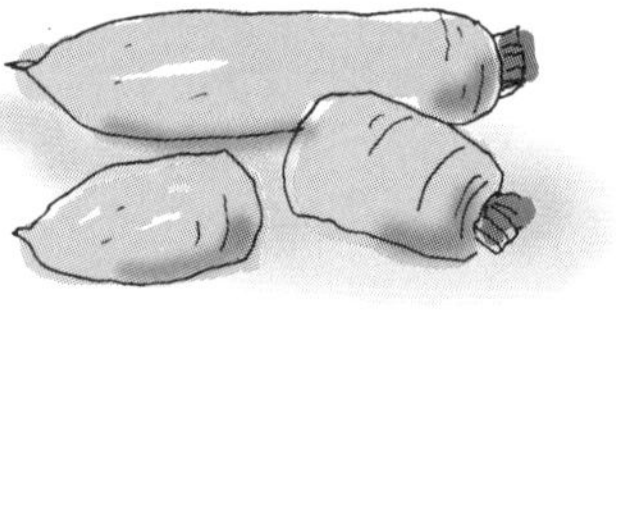

レシピ／食べ方メモ

**みぞれ鍋**

大根が甘くておいしい時季です。たくさんすりおろしてみぞれ鍋をつくりましょう。酵素が豊富で、肉も柔らかくなり、おいしいです。どんなタイプの鍋でもいいので、作った鍋に大根おろしをたっぷり入れます。少し火が入ると甘くなります。

また、しゃぶしゃぶのつけだれのポン酢に大根おろしを入れるのもおすすめです。ジアスターゼが消化を助けてくれます。

# 冬至

とうじ

（12月22日頃）

冬至は、一年で最も昼が短く夜が長い頃のこと。

### 負担のかかる臓器

**血管**

起き抜けや、風呂場での温度差によって、脳梗塞や脳出血が起こりやすくなります。

## かぼちゃ

### 食材の特性

**五味** 酸 苦 **甘** 辛 塩

**五性** 熱 **温** 平 涼 寒

**帰経** **脾 胃**

### 主な栄養素

カリウム、カルシウム、カロテン、鉄、ビタミンB1、B2、C、E

### 食材の効用

風邪や血管疾患を未然に防ぎ、抗酸化作用がある栄養素が豊富です。体を温めるので、血管に急激に寒さが伝わらず血圧も安定方向に。カリウムも多く含まれています。粘膜強化にもなります。

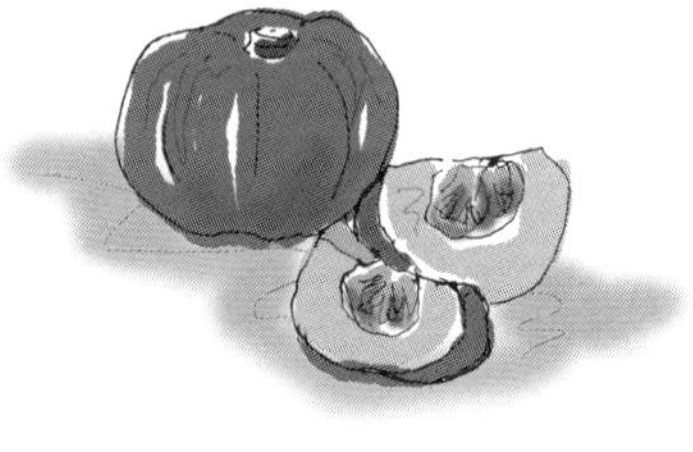

レシピ／食べ方メモ

## かぼちゃと小豆のいとこ煮

かぼちゃは夏にとれる野菜ですが、皮が固く保存がきくので、野菜が少ない冬にも食べられる貴重な野菜の一つです。

小豆と一緒にいとこ煮にしましょう。市販の煮小豆でもできますが、小豆を煮るところから手作りするのもいいですね。

小豆を洗い、水から中火で5分程度煮て、一度煮汁を捨てます。もう一度水を加えて中火で沸騰したら、弱火にして1時間程度煮ればできあがりです。黒砂糖を入れて煮てもいいですが、煮るときには味をつけず、あとから塩少々やハチミツ、メープルシロップで味を整える程度でも十分甘みを感じます。

かぼちゃを適当な大きさに切り、皮を下にして水を入れ、煮小豆を加えて中火で5分程度煮ます。砂糖を入れるレシピが多いですが、私はかぼちゃの甘みだけで十分だと思います。最後にお醤油を少し入れて味を決めます。

# 小寒

しょうかん

（1月6日頃）

小寒とは、寒さが極まる手前の頃のこと。寒風と降雪が本格化し始める。

## 負担のかかる臓器

**小腸・胃**

年末年始の不規則な食事、お節やおもちの食べ過ぎで疲れた胃に休息を。

**春の七草**

**［せり（芹）、なずな（薺）、ごぎょう（御形）、はこべら（繁縷）、ほとけのざ（仏の座）、すずな（菘）、すずしろ（蘿蔔）］**

（すずなはかぶ、すずしろは大根のこと）

## 食材の特性

**五味** 酸 **苦** **甘** 辛 塩

**五性** 熱 温 平 **涼** 寒

**帰経** **肺** **胃**

## 主な栄養素

カロテン、食物繊維、鉄、ビタミンC、ミリスチシン

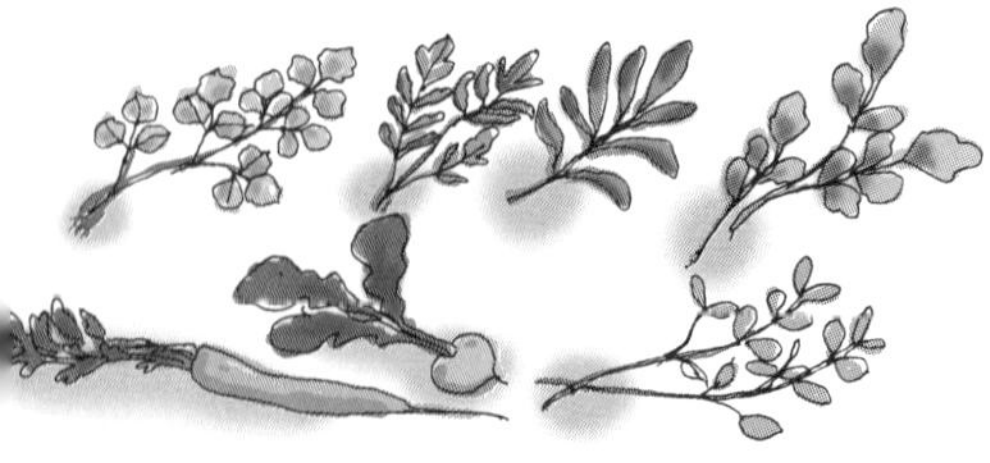

## 食材の効用

香りと苦みでストレスを緩和し、水分の代謝を促します。

ほとんどすべての野菜は、解毒作用をもちます。特に山菜などの春野菜は、冬にたまった老廃物や毒素を抜きます。

さらに運動が少ない冬は、風邪をひかないよう粘膜を丈夫にし、ビタミンを摂って消炎することが必要になります。消炎効果のすぐれた野菜は、大根、かぶ、白菜など淡い色の冬野菜です。

## レシピ／食べ方メモ

**七草がゆ**

解毒、風邪予防、消炎、さらには食べすぎによる胃腸への負担を減らしてくれます。

基本のおかゆのつくり方（122ページ）を参考にして、最後に刻んだ七草を入れて軽く煮てください。

# 大寒

だいかん

（1月21日）

大寒は、一年で最も寒さが厳しい頃のこと。

負担のかかる臓器

**腎・心**

冬の間の塩分摂取過多によって腎臓への負担が募り、あふれたものは心臓へ行くので要注意。

塩分だけではなく砂糖

**小松菜**

食材の特性

**五味** 酸 苦 **甘** 辛 塩

**五性** 熱 温 平 **涼** 寒

**帰経** **脾** **腎**

主な栄養素

カリウム、カロテン、鉄、ビタミンB、C、E、K、リン

食材の効用

腎への負荷を改善する働きをするカリウムたっぷりで、イライラや不安感、高血圧を抑えます。さらに胃腸の働きを促進するので、消化不良や便秘にもいいといわれています。

類も腎臓への負担となり、むくみの原因に。食べためた塩分、糖分が腎や心に負荷がかかる頃なので注意します。

レシピ／食べ方メモ

**小松菜のクルミ和え**

小松菜を軽くゆでます。食べやすい大きさにカットし、ローストしてすりつぶしたクルミとごま油、塩少々を加えて和えればできあがりです。

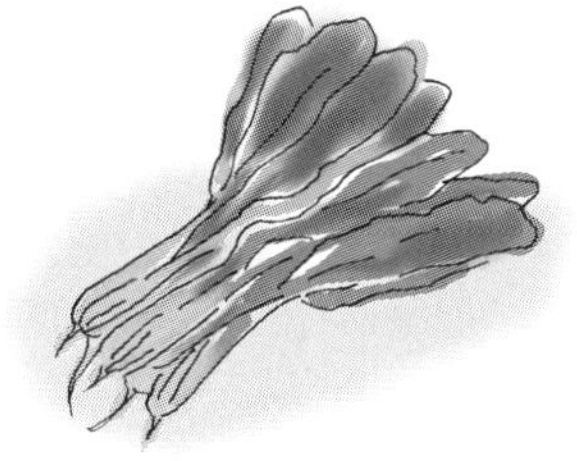

# 第8章

# 環境毒とその対処法を知る

## 有害物質は体にどんな影響を与えるのか

第4章までの説明で、体にとっていかに環境の影響が大きいかということはご理解いただけたかと思います。ここでは、環境の中に潜む「良くないもの」について、子どもを育てるうえで知っておくべきことをお伝えします。

私たちの周囲には、さまざまな有害物質がありますが、どのように体に影響を与えるのでしょうか。

お母さんのお腹の中、生まれるとき、生まれた後、そして育っていく環境の中で有害物質が体に影響を与えるのは、さまざまな経路においてです。

その場だけの問題ではなく、生涯の健康に関係していきます。

そのためその環境がなぜ良くないのか、どんなものが良くないのかを知ることが、最初のステップだと思います。

影響を与えるメカニズムは、酵素を阻害する、内分泌をかく乱する、また私たちの健康に大きく関わる腸内細菌叢を乱す、そして、ミトコンドリアという重要な機能の障害、免疫異常を引き起こすなどです。

それでは具体的に、どのようなものが有害物質なのでしょうか。

多くの化学物質や有害金属は、女性ホルモン様の作用をし、酵素の阻害もします。

ハロゲンなどは、殺菌効果をもち抗生物質のような働きをし、腸内細菌叢や皮膚などにいる常在菌へ影響を与えます。

揮発性溶剤などに代表されるように、神経系への影響や発がん性があるもの、現代社会で近年一気に増えているデジタル毒（ブルーライト、静電気、低周波・高周波電磁波のノイズなど）は、不妊、糖尿病、認知症などにも関わるとされています。

口から入る不自然なものとしては、遺伝子組み換え食品や人工甘味料、化学調味料、トランス脂肪酸、着色料・発色剤、保存量や防腐剤などです。

また、かつての日本では味方だったカビが、今は住宅問題や抗生物質の乱用で、腸カビやカビ毒の原因となることもあります。

古くから知られる大気汚染や土壌汚染、水質汚染も見過ごせません。

そして心配なのは、ワクチンの問題です。

日常的に使用するパーソナルケア商品などにも含まれています。

ここからそれぞれの有害物質について、見ていきましょう。

## 1　エストロゲン（女性ホルモン）様作用をする環境物質

私たちがいま何気なく使っているプラスティック容器、スチレン容器、殺虫剤、薬用せっけんなどの殺菌剤、保存料は、エストロゲン（女性ホルモン）様作用をする環境物質です。

多くの化学物質が、エストロゲン様の作用を持っています。そのため、エストロゲンが入ってきたと勘違いした細胞の受容体が反応し始めますが、実際は女性ホルモンではないため、この反応は正常ではなく、最終的にはホルモンバランスが乱れてしまいます。

エストロゲンの受容体は、卵巣、前立腺、子宮に加え、脳神経細胞、腸、肺、筋肉や関節、骨や肝臓、血管内皮細胞や免疫をつかさどる細胞、白血球にも存在します。

さらに、エストロゲン様物質は、実際のエストロゲンと同じ酵素で代謝されていくので、酵素の負荷が大きく、未代謝の物質が増えてしまうのです。すると常に代謝されないエストロゲンで刺激されてしまいます。

ホルモンバランスの乱れ以外にも、それぞれの物質自体は、活性酸素をつくり、直接細胞障害を起こすものもあります。多くは脂溶性で、組織に沈着しやすく外に出ていきにくいのです。

次の有機溶剤と同様、脳神経系へのダメージも大きいのです。

内分泌腺はホルモンを分泌する臓器ですが、ホルモンはネットワークとして働きます。一つのホルモンが乱れれば、お互いに連鎖し合ってしまいます。内分泌腺の多くは、脂質を多く含み、血流が多いためさらに、有害物質の影響を受けやすいのです。

副腎機能不全や甲状腺機能障害、性腺機能障害（不妊など）が引き起こされます。また、前立腺肥大症や前立腺がん、乳腺症や乳がん、子宮内膜症や子宮筋腫、がんでも肝臓がんなどの生殖器以外のもの、肥満や動脈硬化、関節炎や骨粗鬆症、アルツハイマー病、多くの炎症も引き起こしやすくなります。

## ①BPA（ビスフェノールA）

プラスティックボトル、ラップ、さまざまなプラスティック製品や缶詰類（特にトマト缶や缶コーヒー）により、生殖異常や第2次性徴の早期出現（月経が早いなど）、肥満、心臓疾患、中枢神経系の初期発達に必要不可欠な遺伝子の抑圧、などが報告されています。

特に、生前から母親に蓄積していた妊娠中での曝露や、子ども時代の曝露は、ADHDなどのリスクが謳われています。プラスティックボトルでもBPAフリーとなっているものを使うように心がけ、缶詰類は避けましょう。ただし、BPAフリーの場合は、代わりの有害物質が使われていることがあります。できればプラスティックでないものを使うようにしましょう。

### ②フタル酸

塩化ビニルを中心に、プラスティックに柔軟性を与える可塑剤。多くのプラスティック製品や、ネイルケア製品、化粧品、接着剤、香水、一般的にフレグランスといわれるもの、フローリング、殺虫剤、アスピリンなど、さまざまなものに含まれます。

性ホルモン異常に加えて自己免疫疾患やがん、臓器障害、肥満などとの関係が指摘されていますが、自閉症との関係も報告されています。また、ビタミンであるナイアシン合成を阻害し、炎症を引き起こす物質を増やします。

### ③PCB（ポリ塩化ビフェニル）

絶縁油、可塑剤、塗料、ノンカーボン紙の溶剤、また多くの食品が汚染されています。たとえば、高脂肪乳製品や肉、アトランティックサーモンなどに多く含まれています。これらは、発がん性、免疫異常、子どものＩＱへの影響、神経障害などが報告されています。

### ④農薬、殺虫剤

ネオニコチノイド系農薬が多くの農薬、殺虫剤、除草剤、ガーデニングやペットのノミとり、シロアリ駆除剤に使われています。

これらは、神経障害および行動、精神、記憶などの脳機能や末梢神経などに障害を引き起こし、自閉症、ADHD、知能の低下、喘息、糖尿病、がんなど多くの関連が報告されています。

オーガニック、有機野菜といわれるものの中にも、通常の餌を与えられた鶏糞などを使っているものがあります。有機物を肥料として使えば有機野菜ということができます。その鶏のエサは、餌が農薬、遺伝子組み換えの可能性もあり、オーガニック野菜の中でも、通常の野菜よりも農薬の濃度が高く検出されたという報告もあります。

そのため、できれば無農薬、低農薬や減農薬と書かれているものを選ぶほうがいいでしょう。野菜は、自然栽培のものが一番優れていると思われます。土の微生物を増やし、土の栄養価が高まり、害虫に強くなります。

### ⑤ トリクロサン

薬用石鹸など医薬部外品、化粧品に使用される殺菌・除菌剤。

今は手洗い遂行で一日何度も手を洗います。ウイルスは水道水15秒で99％洗い流されるので、その後のアルコールや石鹸は特に必要ないのです。もっと悪いのは、各施設で設置されている洗剤で、それに含まれているトリクロサンに注意が必要です。除菌成分として含まれるトリクロサンという化学物質が、内分泌をかく乱させます。シャンプー、リンス、洗剤などに一般的に使われているこの合成界面活性剤が、大切な皮膚のバリア機能も洗い流してしまうため、異物（製品に含まれるトリクロサン、パラベン、香料、着色料、フタル酸、アルミニウム、柔軟仕上げ用のジアルキルジメチルアンモニウムクロリドなど）がたやすく体内に入ってしまうのです。注意が必要です。

**⑥PVC（ポリ塩化ビニル）**

衣類、壁紙、バッグ、インテリア（クッション材、断熱材、防音材、保護材として）、縄跳び用などのロープ、電線被覆（絶縁材）、防虫網（網戸など）、包装材料、水道パイプ、建築材料、農業用資材（農ビ）、レコード盤、消しゴムなど多くのものに使われており、かつては玩具にもよく用いられていました。

**⑦パラベン（ブチルパラベン、エチルパラベン、メチルパラベン、プロピルパラベン）**

シャンプーやコンディショナー、髭剃りジェル、化粧品、デオドラント、食品などに、防腐剤として使用されていることが多くあります。

## 2　有害なハロゲン

ハロゲンとは、周期表に出てくる第17族に属する元素の総称で、フッ素・塩素・臭素・ヨウ素などがこれに分類されます。

### ①塩素

水道やプールの中に入れている塩素系の消毒剤は、水の中の雑菌やウイルスを増やさないようにしている殺菌剤です。この水を口にすれば、その人の腸内細菌も殺してしまうことになります。

また、次亜塩素酸ナトリウムやジクロロイソシアヌル酸ナトリウムなど塩素系以外のものも、衣類や生理用の紙ナプキン、食器などの漂白剤として使われています。

私たちは、皮膚からも成分を吸収することができます。それが特に柔らかい皮膚や粘膜だと吸収率は全く違います。合成界面活性剤と一緒に使うことで、体内に取り込まれてしまうこともあります。

また、デオドラントや制汗剤には、有害金属や香料、生理用ナプキンやおむつには、漂白剤が、さらには高分子ポリマーなど、熱を下げるための物質も含まれています。つまり、それらを使用すれば、接している膣の粘膜からさまざまな化学物質が入り、なおかつ熱を奪っていくのです。できれば、布ナプキンや無漂白のオーガニックコットン製のナプキンを使用することをおすすめします。

## ②フッ素

フッ素は、虫歯予防に塗ったり、歯磨き粉に入っていることがあります。歯科以外でも多くの用途に使われます。スチールを発泡させるとき、軽金属の製錬や接着剤、殺虫剤、ガラスや焼き物の表面、鍋や金属類の表面などです。不足すると骨や歯が弱くなりますが、過剰に摂ると鉛の吸収を上げますし、甲状腺疾患との関連性も指摘されています。脳・神経系で鍵となる酵素類を阻害して、神経機能を低下させる可能性も指摘されています。

発達障害、やる気の喪失や、骨肉腫、不妊との関連も報告されています（Medline※で「フッ素と毒」を検索すると2000以上の文献がヒットします）。

一方、ハロゲン元素のうち、ヨードなどは、解毒効果があるといわれています。日本人は海藻や魚介類をよく食べるので不足は少ないのですが、ハロゲンや有害放射線に侵されたりするときには、積極的に摂ることで緩和に役立ちます。

※Medline：米国国立医学図書館（NLM）が作成する医学関連の文献データベース

## 3 揮発性溶剤

ベンゼン、スチレン、トルエン、キシレンなどはガソリンやたばこの煙、接着剤やペンキ、壁紙などに含まれています。コンビニやファストフードの温かい飲み物や食べ物にはスチレンの容器が多く使われています。またクレンジング洗剤にも注意してください。肝障害、腎障害、中枢神経障害が認められ、また発がん性が認められています。職業上、高濃度曝露の危険がある方は、定期的に検査が必要です。

### ①テトラクロロエチレン

ドライクリーニングなどで使用されます。揮発性なので、クリーニング店から引き取ったばかりの服は、必ずしばらく袋から出して風を通しておくことが大切です。発がんのリスクが示されていますし、それ以外にもドライクリーニングは、さまざまな疾患を引き起こす物質を含みます。できれば、ドライクリーニングではなく「水洗い」でのクリーニングを指定しましょう。

### ②スチレン

発泡スチロールやスチレン性の食器、そのほかカーペットやプラスティック製品、タバコの煙など多くのものに含まれています。温かい飲み物をスチレン性の容器に入れて飲むと、かなり摂取してしまうことになります。スチレンの害は、上気道刺激症状や白血球減少、発がん性、吐き気、頭痛、倦怠感、うつなどが指摘されています。

### ③ベンゼン

ガソリンやたばこ、排気ガス、接着剤、ペンキ、ワックス、洗剤、スチレン、合成ゴムなどに含まれます。発がん性があります。アルコールを飲むと、体の中でベンゼンがつくられるのです。子どもは飲酒しないので心配ないと思いますが、精子や卵子に大きな影響のある活性酸素の原因になり、症状は眠気、めまい、頻脈、頭痛、振戦、混乱、意識障害、嘔吐などがあります。

### ④トルエン

ペンキや、接着剤、有機溶剤、ガソリン、ネイルカラー、染み抜き、たばこの煙などに含まれています。呼吸器症状やイライラ、頭痛や吐き気、肝障害、腎障害、中枢神経症状がみられることがあります。

## 4　デジタル毒（有害な電磁波ＥＭＦ）

母体への影響のところでも述べましたが、私たちの体には微量な電流が流れています。そのために多くの活動ができるのです。

細胞同士の伝達や多くのシグナルが電位によって伝わります。デジタル毒はこれら人間の微妙な電位を狂わせ、細胞間の伝達を混乱させてしまい、間違った情報を伝える可能性があります。

特に、筋肉量が少ない女性や高齢者、細胞が未熟な幼児や子どもは影響を受けやすいのです。

人がつくったＥＭＦは、ＷｉＦｉ、コンピューター、スマートメーター、テレビ、コードレス電話、電波塔、携帯電話アンテナ塔などを通じて、知らない間にノイズを含んだ有害なデジタル毒を発生しています。そのほか、飛行機や新幹線の中、電気カーペットや電子レンジ、スマートフォンなど多くの電化製品なども発生源となります。

高圧電線やスマートフォンの電波塔などが自宅から見える場所に住んでいて、体調不良を認める人はデジタル毒のせいかもしれません。

できれば、夜の10時以降は、電化製品やW-i-F-iを切っておきましょう。

慢性的な反応として、メラトニン（夜眠たくなるホルモン）など内分泌かく乱、慢性疲労（活性酸素や炎症により）、電磁波過敏症、短期記憶障害、抑うつ、男性不妊症、神経変性疾患、がん、動脈硬化、歯科的なトラブル（口腔内金属との反応含め）、耳下腺への影響などとの関連が示唆されています。さらに腸のカビを増やしてしまうのです。後述するマイコトキシンにも影響します。

また、パソコンやスマートフォンから発出されるブルーライトは、太陽光にも含まれる昼間の光です。

そして、私たちの体には日内リズムがあります。

メラトニンというホルモンが夜増えて、朝は減ることが一つのリズムをつくっています。このメラトニンは、松果体という脳の部位から分泌されますが、夜は紫外線のブルーの光が消えることで分泌されるのです。

このリズムを保持するには、夜10時以降は、ブルーライトを出すテレビやパソコン、スマートフォンの画面を見ることはやめましょう。特にパソコンやスマートフォンは非常に画面と脳が近づきます。睡眠を妨げないようにデジタル毒をさけ、電化製品もコンセントを抜いておいたほうがいいでしょう。特に、頭の周辺には電気が流れていない状況をつくるほうがいいです。

また、普段使うパソコンやテレビも画面調節で明るさを弱めたり、青色を抑えたりすることでずいぶん楽に観ることができますので、試してみてください。

また、自然な素材のものを身に着けるようにすると、とても体が楽になります。金具や化学繊維のものばかりでは、静電気を発生させます。

過剰な刺激は、脳のグリア細胞を活性化してしまい、炎症を引き起こします。不安、頭痛、てんかん、イライラ、多動、アルツハイマーやうつ病、不眠症や神経障害などを引き起こします。

たまには自然の森に出かけたり、土や砂の上を裸足で歩いたりして、アーシングを行うことも大切です。

これらＥＭＦは、強さと距離によって影響が変わります。

携帯アンテナや高圧電線などは、５キロ程度は離れて生活することをおすすめします。

また電子レンジなどの使用時は、５メートルは離れましょう。５メートルの距離がとれないときは、電子レンジ使用時は別の部屋に行かれることをおすすめします。

## 5　遺伝子組み換え食品（ＧＭＯ）、グリフォセート（除草剤）

遺伝子組み換えの世界では、今はさらにゲノム編集などにより遺伝子を組み替え、次々と改変された食品がつくられています。

これらの改変は、作物の栄養素も人からの消化力もうばってしまいます。腸内細菌叢の状態も変えてしまいます。

遺伝子組み換え作物は、動物や昆虫、ウイルスや細菌からの遺伝子を組み込むことにより、その作物の持つタンパク構造を変えてしまうのです。そのため、体はその作物を食物と認めず、異物とみなして免疫システムを使って攻撃してしまい、アレルギーや自己免疫疾患、がんを引き起こすとされています。

医学の進歩にも関わらず、自閉症、ＡＤＨＤ、小児がんなどが減るどころか増えているのも、これが一つの理由となりえます。

この遺伝子組み換えに対応するには、まず出どころのわかる食物を選ぶことです。無農薬や国産の食物についても、きちんと表示を見て買うことが大切です。多くのものは、すでに外食産業や餌として使用されています。

実際、日本の輸入穀物の半量がGMO（餌、コーンシロップ、パンや麺として使われる小麦など）です。そのほかアルファルファ、コットンの多くが遺伝子組み換え作物です。

この遺伝子組み換え作物とは、グリフォセートなどの農薬に対して耐性を持たせているもののことです。当然かなりの農薬を使用しているので、農薬を摂取することになります。

グリフォセートはグリシンにリン酸が結合したものですが、除草剤として販売されています。グリフォセートの害は腸内の善玉菌を殺し、病原菌の成長を促します。

それにより腸が炎症を起こし、リーキーガットという腸粘膜の透過性を上げてしまう病態を引き起こします。

これは遺伝子組み換え作物だけでなく、小麦や大豆など実だけほしいときの収穫のときにも使われるので日本の農業でも多く使用されています。国産だから大丈夫なのではありません。

## 6　人工甘味料



人工甘味料には、アステルパーム、スクラロース、シロップ、果糖ぶどう糖液などがあります。

精製砂糖の摂りすぎは、体にとって有害です。反応性の低血糖の原因になったり、糖化物質（ＡＧＥｓ）をつくり出したり、多くの酵素を阻害し、代謝を悪くします。

メタボリック症候群、糖尿病、アルツハイマー病との関連が疑われるのですが、代替での人工甘味料（アステルパーム、サッカリン、スクラロースなど）は、私たちの代謝系に砂糖よりも影響してしまいます。摂ったほうがかえって糖尿病になりやすい、という報告があります。さらに、腸内環境にも影響を与えます。

アステルパームは、発がん、肥満、頭痛などを引き起こし、不妊の原因となることも指摘されています。

果糖ブドウ糖液（異性化糖）の原材料は、トウモロコシ（ほとんどが遺伝子組み換えといわれています）で、これには、表示義務がありません。この異性化した果糖は、肝臓でしか代謝されません。だから血糖値をすぐに上昇させせないので、果糖の方が砂糖よりいいといわれていた時期がありました。しかし、異性化糖はブドウ糖よりも吸収が早く、余剰の分をすぐに中性脂肪として蓄積されるため、太りやすいのです。

さらに、ＡＧＥｓは酵素を阻害し、活性酸素をつくりだし、がんやしみ、しわ老化の原因となるといわれています。

果糖が良くないからと果物を摂るのを懸念する方もいるのですが、生の果物は自然な果糖で、ブドウ糖やショ糖も含んでいますし、ビタミンやミネラル、豊富な水分、食物酵素が含まれます。ファイトケミカルという、多くの体にとって有益な物質も入っています。

おいしく旬の季節の果物をいただきましょう。

ただ、加熱して、繊維も取り除いたジュースは、果物だけが原材料でも要注意です。

## 7 化学調味料

ＭＳＧやアミノ酸等と記載されているのが、化学調味料です。市販されているスナック菓子、レトルト商品、コンビニ弁当、インスタントラーメンなど、ほとんどの食品に含まれます。摂りすぎると、神経毒（炎症性物質）を発生させて、興奮、頭痛、てんかんなどを生じさせるといわれており、その他にもしびれ、嘔気、頭痛、やけるような感覚、胸痛、動悸、喘息様呼吸困難感、傾眠、虚弱、不整脈、血圧上昇、むくみ、下痢、下血、胃痙攣、筋肉痛、関節痛、抑うつ、気分障害、急におこりっぽくなる、片頭痛、めまい、バランス力の低下、混乱、不安、パニック発作、過活動、行動障害などとの関連も指摘されています。

これらの化学調味料は、ＭＳＧ（グルタミン酸塩）やグルタミン酸、アスパラギン酸塩、加水分解イースト、カゼイン塩、タンパク加水分解物などと表示されています。

一般的に、多くのタンパク質を含む食べ物にも、グルタミン酸が含まれます。しかし、これらの場合は、他のアミノ酸やタンパク質と結合していて、急激に血液中のグルタミン酸濃度が上がるわけではありません。また、それらと結合しているグルタミン酸は分子が大きいため、通常の状態（炎症などを起こし、脳脊髄関門がいろんなものを通しやすくなっている場合は除く）では、脳に直接一気に入ることはありません。

しかし、MSG等に含まれるグルタミン酸は、タンパク質や他のアミノ酸と結合しておらず、素早く血液中に取り込まれ、分子量も小さいため、脳脊髄関門を通過し、脳へのダメージとつながるのです。

脳に入ると、これらが神経伝達物質となり、過剰になると神経を興奮させて細胞死を引き起こします。さらに、マイクログリア（小神経膠）細胞（脳の細胞の一つ）を活性化させ、多くのサイトカインを放出し、神経細胞の炎症やアポトーシス（細胞死）を引き起こし、脳の障害を引き起こすのです。

グルタミン酸自体は、体内にある主要な興奮性の神経伝達物質（細胞内のカルシウム濃度を上昇させる）で、GABA（ガンマアミノ酪酸）の前駆体でもあります。だから、「おいしい！」と感じてしまい、このような食品に慣れていると、化学調味料を使っていない食事だと、物足りなさを感じてしまうのです。

また、神経抑制物質であるGABAが増えるため、食後に眠気を催してしまうのです。GABAは会話能力に欠かすことはできませんし、音の処理（ノイズとそうでないものとの区別）にも必要な抑制性の神経伝達物質です。

しかし、ＧＡＢＡの前駆体であるＭＳＧが体内にたくさん入ることで、このＧＡＢＡとグルタミン酸のバランスがくずれ、ＭＳＧが増えて蓄積し、最終的にＧＡＢＡの量が少なくなり、会話能力が低下します。過剰なグルタミン酸塩を、シナプスから除去するためには、グルコースつまりエネルギーが必要なため、さらにＭＳＧが蓄積します。そして、体にとって重要な抗酸化物質であり、なおかつ解毒物質であるグルタチオンを枯渇させてしまうのです。

外食やキャリーオーバー（原料にすでに加工しているものを使用している場合、それに使用された材料・添加物は表記しなくてもよいシステム）のため、食品添加物が入っているかどうかわからない場合もあります。

こうしたことに対処するには、第一に加工食品を減らして、食材から自分で料理することです。

## 8　トランス脂肪酸

脂肪・油は、私たちの体には必須の栄養素です。すべての細胞膜や脳の乾燥重量の70％程度の構成要素です。また、ホルモンやビタミンDなどの、脂溶性ビタミンの原材料になります。不足すると、うつ病、血管や皮膚の脆弱化、骨粗鬆症、免疫力低下、ホルモンバランスの異常、慢性疲労、また高糖質食になりやすく、糖尿病などの危険もあります。だから脂肪は必要です。

ただし、質のいいものを摂ってください。

ショートニングやマーガリンといったトランス脂肪酸は、自然界には存在しない不自然な脂肪です。不自然な脂肪酸が取り込まれた細胞を異物とみなして抗体が攻撃したり、免疫細胞が反応したりし、活性酸素の発生、炎症を引き起こすのです。

また、脳の神経伝達物質がうまく伝わらず、うつにもなりやすくなりますし、細胞同士の連絡がスムーズにできなくなるので、あらゆる疾患にかかりやすくなります。

また、血管凝固しやすいリポタンパクや中性脂肪を増加させます。活性酸素なども合わさって、心疾患にも関わってきます。

自然の油でも、加熱で酸化しやすいリノール酸（植物油）は、なるべく使わないようにしましょう。これらも加熱するとトランス脂肪酸に変化しやすいですし、悪玉コレステロールを増加させます。

また、いい油でも高温で長時間熱するとトランス脂肪酸がつくられますので、質のいい油を生で摂るようにしていきましょう（ダメージを受けていない脂質）。

加熱は最小限に抑えることが望ましいです。揚げ物は避けるようにしましょう。

オレイン酸とリノール酸のバランスがとれた米油やオリーブオイルは、生、加熱調理ともにおすすめです。さらに、バターのタンパクを取り除いたギーバターも、高温で料理に使用しても酸化しにくいです。

魚の油に含まれるエイコサペンタエン酸やドコサヘキサエン酸は、ω3脂肪酸といって現在の食生活では不足しがちですが、抗炎症作用、血液サラサラ効果、うつや脳のダメージを回復させる機能などをもっているすぐれものです。これらは、魚そのものを食べてください。油として売られているものは、大変酸化しやすいので、加熱調理には向きません。

## 9　着色料、発色剤

色鮮やかに見せるため、食品を本来の色でないものに変えることを目的とした、さまざまな添加物が存在しています。

きれいな色をつけるのが着色料で、素材そのものの色が劣化しないように鮮やかに見せる効果があるのが発色剤です。

### ①タール色素（コールタールから生成）

アマランス（赤色2号）、エリスロシン（赤色3号）、アルラレッドＡＣ（赤色40号）、ニューコクシン（赤色１０２号）、フロキシン（赤色１０４号）、ローズベンガル（赤色１０５号）、アシッドレッド（赤色１０６号）、タートラジン（黄色4号）、サンセットイエローＦＣＦ（黄色5号）、ファストグリーンＦＣＦ（緑色3号）、ブリリアントブルーＦＣＦ（青色1号）、インジゴカルミン（青色2号）

### ②その他の色素

カラメル色素、クチナシ色素、アントシアニン色素、アナトー色素、パプリカ色素、紅花色素、紅麹色素、フラボノイド色素、コチニール色素などが使用されています。

食品に添加される合成着色料が、ＡＤＨＤなどの行動障害、発がん性や催奇形性、妊娠率の低下、アレルギー疾患やアトピーなどを引き起こすリスクがあると示唆されています。

欧米で禁じられているものも、日本では許可されています。「カラメル色素だから大丈夫」ではありません。発がん性が認められているものもあるので、なるべく色素を使っていない自然なものを摂りましょう。

発色剤として知られている亜硝酸ナトリウムなどは、肉や魚のアミンという物質と結合すると、ニトロソアミンといわれる発がん物質を生成してしまいます。

ウィンナーやソーセージは保存料（ソルビン酸など）なども多く使われているので、これらが二重三重に未消化をつくり、また有害物質の数が増えれば増えるほど、発がんリスクが上がります。

## 10　有害金属

金属の排泄には時間がかかります。それぞれの金属によって、排泄する臓器や、親和性が違い（たとえば甲状腺機能の異常を起こしやすいのは、カドミウム、鉛、水銀です。また、鉛は骨・脳に蓄積しやすい）、また体内にとどまる時間も違うのです。

また、排泄する臓器にトラブルを起こしやすく、トラブルを起こせば、排泄がさらにしにくくなり、蓄積していきます。

### ①水銀

さまざまに形を変えて存在しています。歯科用のアマルガムの中には、水銀が含まれています。噛んだり、歯ぎしりしたり、歯ブラシをしたりすると、口の中の詰め物が気体状に放出されるので、それを吸い込んでしまいます。またワクチンは、保存料として、チメロサールというメチル水銀（防腐剤として使われるもの）やエチル水銀（水銀塩）を含みます。そのほか、魚や甲殻類、プラスティックや印刷用インク、有機水銀系の農薬、電球にも含まれています。魚に関しては、大型の魚、長生きの魚、海底を這う甲殻類や魚に多くの有害物質が含まれます。

口腔内の炎症がある場合、歯科金属が直接粘膜下に吸収されやすくなります。また、歯肉炎や扁桃炎があるときには、歯科の根管治療で歯肉の奥にまで届ける有害物質は、体内への影響も大きいのです。特に、歯は脳に近く脳神経症状が現れる可能性があるのです。水銀（他の重金属やアルミもですが）は、炎症を引き起こすサイトカインを誘導し、全身に炎症を引き起こしやすくします。

またグルタミン酸を増やし、ＮＭＤＡ受容体を過剰に刺激し、グルタミン酸のシナプスへの放出を促します。アルツハイマー病の原因は多くありますが、水銀も一因とされています。アルツハイマーの患者さんは、アセチルコリンが欠乏していますが、これはコリン作動性ニューロンが障害されていくからです。インスリン抵抗性も水銀によって引き起こされます。

さまざまな免疫異常を引き起こし、カビなどの繁殖を引き起こします。症状として、筋肉の振戦や麻痺、痙攣、口内炎、歯周炎、多動症や自閉症、疲労、記憶障害、頭がすっきりしないなどがあげられます。

②鉛

自動車の蓄電池、ＰＶＣ、プラスティック、クリスタルガラスや陶磁器、ペンキ、白髪染め、魚釣り用のおもり、古い水道管など。鉛含有のガソリンはつい最近まで使われていました。飛行機の燃料として使われるため、排ガスからも検出されます。そのため、大気汚染や土壌汚染の原因となり、作物や漢方薬などに含まれることがあります。

骨、歯、脳に蓄積しやすく、長期間排出しにくいといわれています（半減期は骨にたまっている場合25年から30年）。

腎臓から排泄するため腎障害や高血圧が起きやすく、脳に蓄積しやすいことから多動や注意欠如などの発達障害、そのほか赤血球減少や便秘や下痢、腹痛、自己免疫疾患の誘因、ホルモンバランスを崩し、甲状腺機能異常にもなる可能性があるのです。

これが一時期でも、たとえば小児のときの鉛の曝露が、中年期の脳の老化をもたらすことも報告されています。

### ③ヒ素

土や水に多く含まれています。特に殺虫剤として農業に使われていますし、自然界で穀物や魚介類に、またガラスや顔料、電子機器や合金にも使用されます。

たとえば米、魚、鶏肉、ビールやワイン、リンゴやリンゴジュース、アブラナ科の野菜（カリフラワー、キャベツ、大根、白菜、ブロッコリーなど）、海産物や海藻類など。

ただ、無機ヒ素の毒性は藻類に含まれる有機物より６００倍以上強いといわれています。工場、タバコ、水（井戸）などから検出されています。

脳や神経、肝臓への影響を起こしやすく、脱力感や眠気、頭痛や筋肉痛、末梢神経障害、爪の変化や、肝障害、皮膚がん、肺がん、腎臓がん、膀胱がんなどが認められています。

### ④ カドミウム

タバコにはカドミウムが多く含まれています。自分が吸わなくても、副流煙の影響は大きいので十分注意が必要です。自動車の排ガス、電池や電子機器、プラスティック、ガラスや陶磁器、画材、金属のコーティングとして使われます。

日本人は米を食べますので、土に含まれるカドミウムを知らない間に摂取しています。カドミウムは、活性酸素を誘導します。解毒に大切なグルタチオンをつくる酵素や、リサイクルするための酵素、活性酸素を消去してくれる酵素（ＳＯＤやカタラーゼ）を阻害し、フェントン反応を引き起こす鉄や銅を誘導します。

特に腎臓に障害を起こしやすく、次に肝臓です。また、骨折しやすくなったり、自己免疫疾患、女性ホルモン様作用のため甲状腺機能の異常（鉛、水銀とともに甲状腺ホルモンの活性化酵素阻害作用）、乳がん、子宮筋腫、習慣性流産、胎児の成長抑制との関連や糖尿病、肥満などとも関連が報告されています。

### ⑤ アルミニウム

いたるところに存在します。自然界では、赤茶色の鉱石（ボーキサイト）から精製されます。脳に有害で、記憶喪失やアルツハイマーの原因の一つといわれています。鍋やアルミホイルなどの台所用品、缶ジュース、缶詰、化粧品（化粧下地、日焼け止め、ファンデーション、制汗剤）、粉ミルクやコーヒーなどの乾燥粉末食品、ベーキングパウダーやミョウバン（色を安定化させ、煮くずれを防ぐ）などに含まれています。

また、水道水に含まれます。ミントやペパーミントティーにも含まれていますし、さまざまな製品に使われ、胃薬品の中にもアルミを含むものがあるので要注意です。

活性酸素を増やし、ミトコンドリアDNAの変異を起こし、皮膚、吸入、注射、経口さまざまなルートからの障害が報告されています。

また、女性ホルモン様の作用もし、内分泌もかく乱します。免疫異常も引き起こします。特に脳、そして骨にも蓄積しやすく、パーキンソン病や、認知症、慢性関節リウマチやループスのような自己免疫疾患、神経障害、ADD／ADHD、湿疹、糖尿病、喘息、自閉症、ALS、1型糖尿病、不安障害やパニック発作、アレルギー、慢性疲労など多くの疾患との関連も指摘されています。カルシウムおよびリン酸の吸収を阻害するため、骨粗鬆症との関連がいわれています。また皮膚がんや乳がんとの関連も指摘されています。

## 11 カビ



カビが発生させるマイコトキシン、その他微生物が人の体内で発生させる副産物・バイオトキシンも有害物質です。

真菌類には、酵母（イースト／カンジダ）、糸状菌（カビ）、食菌（きのこ類）があり、数百万種類が存在しています。芽胞というものをつくって放出し、栄養を他の物質から奪い取る際、酵素をだして、宿主を壊す（奪い取る側の壁を壊し侵入していく）性質を持っています。一方自然界では、土壌の中で有機物を分解して栄養分へ変えていく重要な役割を担っています。

もともと、人の体内にある程度存在しているものですが、なんらかの誘因（抗生物質の使いすぎ、大量に食べ物から摂取など）でカビが大量発生しているところにいると、常在細菌叢の常在菌のバランスが崩れます。そして、大量のカビが発生もしくは増殖をし、粘膜内に酵素を出して侵入し、粘膜の炎症や透過性の亢進などを引き起こしたり、アレルギー反応を起こすことがあります。カビ自体だけでなく、カビがつくるさまざまな物質（マイコトキシン）が体に影響を与えることもあります。

**カビが特に発生しやすいものワースト10**

① トウモロコシ
② コーヒー
③ 小麦
④ 大麦
⑤ 砂糖
⑥ ナッツ類
⑦ アルコール
⑧ コットンシードオイル（綿実油）
⑨ チーズ
⑩ バナナやパイナップルなど、外国産の果物

カビが生えやすい食べ物には注意しましょう。マイコトキシンが多く含まれる可能性が高まります。特にパンや果物、ナッツ類です。
また、多くの有毒なカビが住環境にも存在します。
呼吸器症状（咳、労作時呼吸困難、胸部絞扼感、喘息様症状など）が見られます。洗濯機槽の掃除や消毒を、こまめに行いましょう。

これらの毒（マイコトキシン）は、DNAやRNAと結合し細胞のサイクルを止め、細胞分裂を傷害し、ミトコンドリア機能障害、タンパク合成阻害、活性酸素、細胞膜の障害、透過性の亢進、免疫刺激・抑制、炎症を引き起こすなどが報告されています。

食べ物からのカビ毒（マイコトキシン）は、100度以上に加熱しても消えません。せっかく農薬をさけようと、無農薬やオーガニックの食材を買っても、防腐剤等を使っていないので、カビは発生しやすくなります。保管をきちんとして早めに食べるようにしましょう。

慢性疲労症候群や線維筋痛症、多発性硬化症、パーキンソン病、ALS、認知症、自己免疫疾患、がんなどとの関連が指摘されています。

その他の微生物からの毒（バイオトキシン）として、グラム陰性菌から発生するリポポリサッカライドは、炎症や腸粘膜透過性を引き起こすことがわかっています。

クロストリジウム菌からのHPHPAや、クロストリジウム・ディフィシルからの4-クレゾール神経伝達物質であるドーパミンからノルアドレナリンに変換する酵素（Dopamin Beta Hydroxilase）の働きを阻害するため、ノルアドレナリンが減りドーパミンが増えてしまうので、自傷行為や突然きれたり、落ち着きがなくなることがあります。

HPHPAは筋肉にダメージを与え、発達障害児に見られる会話の少なさに影響します。4-クレゾールは、動物実験で成長抑制がみられます。

まず、食べ物は鮮度や保存状態に十分注意すること、また安易に抗生物質をとって体内でカビが生存しやすい環境をつくらないことが大切です。

湿気の多い日本では、頻繁に掃除をするなどして、特に住環境に注意を払いましょう。古い家屋は風通しがいいようにつくられていましたが、現在の住宅は気密性にすぐれ、その分カビなどが増えやすい環境にあるかもしれません。

湿気をキープしたり、濡れた状態のものをそのままにしたりせずに、十分気をつけましょう。

## 12　大気汚染

粒子状物質（ＰＭ）とは、マイクロメートル単位の粒子のこと。粒子状物質のうち、大気中に浮遊しているものは浮遊粒子状物質（ＳＰＭ）と呼ばれ、粒径10μm以下のものと定義されています。浮遊粒子状物質より小さい粒子で粒径２・５μm以下のものは微小粒子状物質（ＰＭ２・５）と呼ばれ、通常の浮遊粒子状物質よりも肺の奥まで入り込むため、喘息のリスク増加が報告されています。

ＰＭの他にも、空気中には多くの有害物質があります。

### ①ダイオキシン類

大気汚染だけではなく水質汚染にもなりますが、ダイオキシンは、ホルモンや一部のウイルスのように、生物の細胞の中でレセプターと結合して、酵素や遺伝子を狂わせます。そのため、ごく微量でも強い毒性を示します。

### ②光化学スモッグ（光化学オキシダント）

工場からの煙や、自動車の排気ガスなどに含まれている窒素酸化物と炭化水素が、太陽光線の中の紫外線の働きでオゾンとＰＡＮ（パーオキシアセチルナイトレート）と呼ばれる酸化力の強いものに変化したもの。目、鼻、のど・気管などが冒されます。春先から夏にかけて、風が弱くて気温が高く晴れた日に発生しやすくなります。光化学スモッグ警報には十分注意する必要があります。

**③ 車の排気ガス**

一酸化炭素（ＣＯ）、二酸化炭素（ＣＯ２）、窒素酸化物（ＮＯｘ）、炭化水素（ＨＣ）、硫黄酸化物（ＳＯｘ）のほか、先ほどふれた粒子状物質（ＰＭ）があります。

一酸化炭素は、酸素よりも人の赤血球の成分であるヘモグロビンに付き、末梢に酸素を与えるという機能を奪います。

脳は全身の20％の酸素を使います。そのため、低酸素には非常に弱い臓器なのです。

そして、ミトコンドリアはエネルギーをつくるために酸素が必須です。私たちのエネルギーがつくられないのです。

# 13 土壌汚染



農薬や、除草剤、工場からの排液やガソリンスタンドやクリーニング店などで使用された薬剤、製品等に含まれる有害物質が土の中に漏れていたり、風で飛ばされたり、埋められたりすることで土は汚れます。自然由来の重金属などもあります。

これは一年、二年で解決できる問題ではありません。

これらの土から、私たちが口にする野菜や、家畜のえさとなる草が生えます。

土の中には、無数の微生物たちがいます。その微生物たちによって、豊かな土となるのです。土の栄養が、野菜の栄養です。でも、残留農薬や、工場排水や家庭排水の影響、ダイオキシンや酸性雨などの蓄積によって、有害物質が残るだけでなく、土の中の微生物たちが生きていけない環境になっています。そこからの野菜は、ビタミンやミネラルが昔に比べると圧倒的に少なくなるのです。このように影響は計り知れません。

しかし、土の微生物を増やすと、これら有害物質は分解されることもわかっています。微生物の力は素晴らしいです。

## 14　住環境に潜む有害物質

特に家庭の主婦、幼児は、家にいる時間が長いです。また、子どもや老人なども、一日の半分以上を過ごす場所です。

時々新築の家や新しい家具などで、化学物質に過敏になることがあります。よく知られているのは、ホルムアルデヒドですが、それ以外にも多くの化学物質が使われています。

シロアリ駆除、夏の虫よけ、害虫予防の商品に、ネオニコチノイド系の薬剤が含まれています。

# 15 ワクチン

ワクチンには、多くの有害物質が含まれています。それを排出する能力のない人が接種すると、副作用が出る場合があります。

通常のウイルス感染では、十分な量の抗原が入るため、自然獲得免疫もしっかり反応して、抗体が十分にできます。しかしワクチンには、その病原体や抗原だけが入っているのではありません。多くの抗原性補強材（アジュバント）を混ぜることで抗原性を増強し、免疫を活性化しているのです。

たとえば、アルミニウム、ミョウバン、ペペス、カルボキシルビニルポリマー、流動パラフィン、ラノリンやフロイントなどの油乳剤など。ほかには、病原を繁殖させないための保存料として有機水銀（チメロサール）が含まれていると報告されています。

また、ホルムアルデヒド、牛の血清、硫酸アンモニウム、ポリソルベート80、トリトンX‐110、カビのタンパク、グルタルアルデヒド、硫酸ネオマイシン、ゼラチン、サルの腎臓の細胞、多くのメディウム（細胞や菌を増やすときに使う培液で成長因子やタンパク質、糖質などが入っている）などが含まれます。たった一つの種類の抗体をつくるため

**ワクチンを避けるべき人の家族歴**

**がん**：前立腺がん、乳がん、非ホジキンリンパ腫、慢性リンパ球性白血病、膀胱がん、腎がん、大腸直腸がん、卵巣がん

**自己免疫疾患**：ループス、クローン病、橋本病、多発性筋炎、シェーグレン症候群、ベーチェット病、原発性胆管硬化症

**中枢神経系疾患**：線維筋痛症、慢性疲労症候群、自閉症、多発性硬化症、パーキンソン、ALS

に、たくさんの異種タンパク質や有害物質を入れるのです。

ワクチンをすすめられた通りにすべて打つと、異物や有害物質の数は小学校入学前に数万にも及ぶ可能性もあります。いらないものを除去でき、必要な抗体をつくって入れる力を持っていれば、問題は起こりません。

ただ、免疫応答が未熟な乳幼児、すでに体から解毒ができなくなっている人、免疫異常やアレルギーのある人には、本来起こってほしくない反応が起こってしまう可能性があります。ワクチンの効果は薄くなり、感染の予防にならないだけではなく、ＩＦＮαによって病原の負荷があがってしまうため、神経障害、感染、炎症などのトラブルを引き起こします。また、ヘルパーＴ２に傾きアレルギーや自己免疫疾患が起きてしまうこともあ

ります。

体質によってはワクチンも毒となるので、注意が必要です。

さらにここにきて、歴史上なかったワクチンが打たれ始めました。COVID19に対するワクチンです。

今までは弱毒ワクチンやウイルスや細菌を入れるタイプのものでしたが、mRNAやDNAという遺伝子ワクチンの接種が開始されました。深刻なアナフィラキシー以外、発熱や局所の疼痛などは、十分なケアをすれば怖がる必要のない副作用です。ただし、口からでなく血管から体内に入ることによる免疫細胞の変化や免疫応答への長期的な影響は、まだ解明されていないこともあります。

添加されているものの害以外に、これからの副反応の経過をしっかりと見ていく必要があるでしょう。

## 16　パーソナルケア製品

ここには、化粧品、日焼け止め、シャンプー・コンディショナー、ネイルケア製品、香水、ヘアケア製品、洗剤、柔軟剤などが含まれます。

ほとんどの女性は、化粧品を使うと思います。子どもには、日焼け止めや虫よけスプレーを使うこともあります。これらに、多くの有害物質が含まれています。

ｐＨ調節剤：トリエタノールアミン、ジエタノールアミンン

合成界面活性剤：ラウリル塩、ラウレス硫酸ナトリウム、サルコシン

保湿剤や乳化剤：プロピレングリコール、ポリエチレングリコール

防腐剤：パラベン、ＤＭＤＭ、ブロノポール、ジアゾリジニルウレア、イミダゾルウレア、クオタニウム、ＢＨＴやＢＨＡなどのブチレン系

増粘剤（乳化剤としても）：アクリル酸、メチルアクリル酸

乳化剤：ＰＥＧポリエチレングリコール

殺菌・除菌剤：トリクロサン、アルコール

パルミチン酸レチニル：ビタミンＡのエステル化

吸着剤や皮膚保護剤：TALK滑石ともいう。主にケイ酸マグネシウムや、時にケイ酸アルミニウムを含む
コーティング剤：シリコン・ジメチコン、ジメチコンコポリオール、サイクロメチコン
カラー剤：パラフェニレンジアミン
これらの製造過程で使用されるダイオキシンなどにも注意する必要があります。
さらに、製品自体に含まれているもの以外に気を付けなければいけないのが、包装やボトルに多く見られるBPAやフタル酸などです。
できるだけ化学物質の含まれていないもの、瓶入りなどを選んで使うようにしましょう。
また、皮膚のトラブルは皮膚だけの問題ではないので、内臓を整えることが大切です。
食生活、生活スタイル（特に睡眠や入浴）などに気を配りましょう。
前述したように、スキンケア製品には多くの抗菌作用がありますが、それにより、皮膚の常在菌の多様性が失われアンバランスが起きることによる皮膚トラブルや、脳の炎症による認知症、アルツハイマー病発症などの報告もあります。
口腔ケア（マウスウオッシュ、歯磨き粉、デンタルフロス、コーティング）に関しても同様に、トリクロサンや着色料、香料、合成界面活性剤、フッ素、アルミニウムなど多く

の問題があります。

歯肉のダメージは、病気の原因になりえます。

石鹸歯磨き粉、オゾンジェル、海塩や重曹、エッセンシャルオイル（精油）、ハーブ、ノンワックスのフロスなど多くの代替品があるので、それらを利用して、体に害のないものを使用しましょう。アロマオイルは、化学物質まみれの商品でも自然のものがほんの少しでも使われていると「自然材料配合」といえるので、ラベルに惑わされないようにしましょう。使うなら本物のエッセンシャルオイルや精油を。

さらに、目のケア製品にも注意が必要です。

コンタクトレンズ洗浄液や目薬には、静菌・殺菌効果のため多くの水銀やアルミニウムなどが使用されていることがあります。

## 対処の仕方



それぞれの有害物質に対処する方法をお伝えしました。

これらすべてを避けて生きることはできませんし、そうする必要はありません。特別な過敏症がある方以外は、恩恵を受けながら上手に付き合うことが大切です。

まず、どういう有害性があるのかを知ること。そして、有害なものを含まないものを利用するなど、できる範囲で制限することです。

たとえば食品なら、表示ラベルを見て、なるべく添加物の含まれていないものを選ぶ。つまり、どういうものが添加物なのかを知ることです。自然農法の野菜を選ぶ。難しい場合は、生産者のわかるところで買う。そして地元の旬のものを選べば、少ない保存料で栄養価の高いものを口にすることができます。食事は、できるだけ手づくりにする。

家や住む地域をしっかり下調べして、土壌汚染、大気汚染の少ない地域を選ぶ。転居や新居を考えているのなら、早めに調べておくことで対応ができます。

日常的に使用する食器や容器、歯科治療にはなるべく金属は使用しない。そもそも、薬や病院にかからないですむように健康な体をつくる。

化粧品や生活雑貨も、目先の効果を追い求めるよりも、体に優しいものを選ぶようにする。デジタル毒について知り、使っていない時間はスイッチをオフ、機内モードにして電波を発生させない状態にする。スマートフォンを目覚まし時計代わりや、子どもをあやす道具にしない。ポケットなど体に密着させないようにする。時間を決めて使う。

次に、自分の体が異物に対応できるように、免疫レジリエンスをつけることです。粘膜を丈夫に、腸内細菌叢を元気に、原材料となる栄養を取り込むことで臓器の弱ったところ、傷ついたところを修復するのです。そして排泄能力や吸収力を高めます。

そのためには、自律神経をしっかり整え、消化の良いものを摂り、栄養価の高い食事を消化しやすい形で取り入れ、よく噛み、排泄をしていくのです。運動、睡眠、ストレスケアをすることがそれらにつながります。

「そんなの当たり前のこと」と思ったことでしょう。そして「具体的にはどうしたらいいのか」ということですね。今一度、古い時代の知恵を借りてみたいと思います。そのため、食事に薬膳を取り入れてみました。

有害物質についての詳細は、拙書『毒だらけ』（評言社）に記載しているので、そちらも参照してください。

# おわりに

私たちは、今までに経験したことのない急激な生活の変化を強いられました。

リモート授業やテレワーク、常にマスクをつける、インターネットやデジタル機器の使用頻度の増加、自宅での食事の増加、自由に遊びや旅行ができず、多くの行事やイベントが中止や延期、縮小し、親しい人たちに直接会うことができませんでした。そして、手洗い、アルコール消毒、除菌・除ウイルス、ウイルスを避ける、ワクチンを打つことなどが当たり前の日常になっていきました。

2020年の冬は、インフルエンザ感染者数が例年に比べ格段に減りましたが、これは喜ばしいことだったのでしょうか。

風邪を引くことはできず、少しでも症状があれば休む、これはいいことですが、無菌状態やウイルスがいなくなることが理想なのでしょうか。

誰しもが多くの微生物とともに生活をして、多くの恩恵を得ています。腸内細菌叢もそうですが、土の中の微生物からも栄養をもらい、解毒をしてもらい、たくさんの微生物と接することで強くなり、免疫のトレーニングをし、過剰反応をしなくなり、ただしく応答してくれるようになるのです。微生物を殺してはいけません。「いかに共存していくか」が、私たち人類が生き残る方法です。

そのためにできること、それは「再び自然から学ぶ」ということではないでしょうか。

私たち人間、そして植物も含めすべての生物は、太陽、重力、宇宙とともに生活をしているのです。

それらの法則に従うことで私たちは健全でいられるのです。

いま一度自然に学び、技術の進歩を利用し、お互いが助け合い、バランスをとって生活していくことが、このまだ解明できないウイルスと共存する方法なのではないでしょうか。

今回、「かんたん薬膳」をとり入れてみました。

本来の薬膳とは異なり、栄養成分や酵素食、西洋医学的な考えも取り入れた統合医療的な薬膳メニューです。

食事として主食、主菜、副菜をきちんとつくるタイプのものではありませんが、何か一つだけ摂ればいい、栄養素のこれが免疫を高める、サプリメントのどれを摂れば予防になるという一面だけでなく、少しでも本当の健康食のヒントにしていただければと思います。

温故知新にプラスして、新しい知識を利用し、否定するのではなく、ともに生きていく。このアイデアで生活すれば、多くの方が心身ともに健康でいられるのではないかと考えます。

偏った報道に振り回される日常はもうやめませんか。ヒトが持っている「自然と共存して健康になる力」を取り戻していけるよう、お役に立てたら幸いです。

2021年初夏

内山　葉子

# 参考文献

内山葉子『おなかのカビが病気の原因だった』マキノ出版

内山葉子『子どもの病気は食事で治す』評言社

内山葉子『デジタル毒』ユサブル

内山葉子『毒だらけ』評言社

辰巳洋『薬膳素材辞典』源草社

三木成夫『内臓とこころ』河出書房新社

Bala R, Singh V, Rajender S et al. Environment, lifestyle, and female infertility. Reproductive Sciences 2020, doi.org/10.1007/s43032-020-00279-3

Coffey JK, Xia M, Fosco GM. When do adolescents feel loved? A daily within-person study of parent–adolescent relations. Emotion 2020, https://doi.org/10.1037/emo0000767

Gheorghe DA, Li C, Gallacher J et al. Associations of perceived adverse lifetime experiences with brain structure in UK Biobank participantsJ Child Psychol Psychiatry. 2020, doi: 10.1111/jcpp.13298

Gila-Diaz A, Arribas SM, Algara A et al. A Review of Bioactive Factors in Human Breastmilk: A Focus on Prematurity. Nutrients 2019, 11, 1307

星野恭子、長尾ゆり、木村一恵ら、生後3 ～ 4か月の睡眠リズムの確立と自閉スペクトラム症 日本小児科学会雑誌 2020, 第124巻 第5号 819

Iliodromiti S, Wang W, Lumsden MA et al. Variation in menopausal vasomotor symptoms outcomes in clinical trials: a systematic review BJOG. 2020, 127(3): 320-333

Inadera H, Takamori A, Matsumura K et al. Association of blood cadmium levels in pregnant women with infant birth size and small for gestational age infants: The Japan Environment and Childrens Study：Environmental Research 2020, doi: 10.1016/j.envres. 2020. 110007

Kim ES, Tarassishin L, Eisele C et al. Longitudinal Changes in Fecal Calprotectin Levels among Pregnant Women with and without inflammatory bowel disease and their babies. Gastroeterology 2020, S0016-5085（29）: 35532

Lacagnina S. The developmental origins of health and disease（DOHad）. Am J Lifestyle Med. 2019, 14（1）: 47-50. Doi: 10.1177/1559827619879694

Loeb EL, Kansky J, Tan J S et al. Perceived Psychological Control in Early Adolescence Predicts Lower Levels of Adaptation into Mid-Adulthood. Child development 2020, doi: 10.1111/cdev.13377

Naito Y, Takagi T, Yamamoto T et al. Association between selective IgA deficiency and COVID-19. J Clin Biochem Nutr. 2020, 67（2）: 122–125

Reuben A, Elliott ML, Abraham WC et al. Association of Childhood Lead Exposure with MRI Measurements of Structural Brain Integrity in Midlife JAMA 2020, 324（19）: 1970-1979

Roslund MI, Puhakka R, Grönroos M et al. Biodiversity intervention enhances immune regulation and health-associated commensal microbiota among daycare children Science advances 2020, 6（42）; pii: eaba2578

Sailani MR, Metwally AA, Zhou W et al. Deep longitudinal multiomics profiling reveals two biological seasonal patterns in California. Nat Commun 2020, 11（1）: 4933. doi: 10.1038/s41467-020-18758-1

Shibata M, Ninomiya T, Anno K et al. Parenting style during childhood is associated with the development of chronic pain and a patient's need for psychosomatic treatment in adulthood A case-control study. Medicine 2020, 99（29）: e21230

Stewart AL, Barinas-Mitchell E, Matthews KA et al. Social Role-Related Stress and Social Role-Related Reward as Related to Subsequent Subclinical Cardiovascular Disease in a Longitudinal Study of Midlife Women: The Study of Women's Health Across the Nation. Psychosom Med 2019, 81（9）: 821-832

Taketoshi N, Omori T, Ishikawa T. Elasto-hydrodynamic interaction of two swimming spermatozoa. Physics of Fluids 2020, 32, 101901, doi: https://doi.org/10.1063/5.0022107

Turner KA, Rambhatla A, Schon S et al. Male infertility is a women' s health issue-researh and clinical evaluation of male infertility is needed. Cells 2020,9, 990; doi: 10.3990/cells9040990

Yang B, Ostbye T, Huang X et al. Maternal Age at Menarche and Pubertal Timing in Boys and Girls: A Cohort Study from Chongqing, China. J Adolesc Health 2021, 68（3）: 508-516

Yamamoto-Hanada K, Borres MP, Åberg MK et al. IgE responses to multiple allergen components among school-aged children in a general population birth cohort in Tokyo. World Allergy Organization Journal 2020, 13（2）: 100105

Yamamoto-Hanada K, Yang L, Saito-Abe M et al. Four phenotypes of atopic dermatitis in Japanese children: A general population birth cohort study. Allergol Int. 2019, 68（4）: 521-552

Yang M, Narita L, Yamamoto-Hanada K et al. IgE responses to multiple allergen components among school-aged children in a general population birth cohort in Tokyo. Pediatr Allergy Immunol 2018, 29（6）: 606-611

**内山 葉子（うちやま ようこ）**

**葉子クリニック院長**

医学博士、総合内科専門医、腎臓内科専門医。

関西医科大学卒業後、大学病院・総合病院で循環器・腎臓内科・内分泌を専門に臨床・研究を行った後、福岡県北九州市で葉子クリニックを開設。

現在は、福岡県北九州市で自然医療や漢方・機能性食品などの補完・代替医療と西洋医学、こころのケアなどを統合的に行い、患者さんを全人的にみる医療で難治性の疾患の診療を日々行っている。

著書に『子どもの病気は食事で治す』『毒だらけ』（以上評言社）、『パンと牛乳は今すぐやめなさい』『おなかのカビが病気の原因だった』『健康情報のウソに惑わされないで！』（以上マキノ出版）『デジタル毒』（ユサブル）などがある。

子どもの病気は未然に防ぐ

---

2021年7月6日　初版 第1刷　発行

著　者　　内山 葉子
カバー・本文イラスト　稲野辺 郁子
装丁・本文デザイン　PINE　小松 利光
発行者　　安田 喜根
発行所　　株式会社 評言社
東京都千代田区神田小川町 2-3-13 M&C ビル 3 F
（〒 101-0052）
TEL 03-5280-2550（代表）
https://www.hyogensha.co.jp
印　刷　　中央精版印刷株式会社

---


ISBN978-4-8282-0725-4　C0077
定価はカバーに表示してあります。
落丁本・乱丁本の場合はお取り替えいたします。